Muhammad Fidel Ganis Siregar

O papel da testosterona na menopausa

Muhammad Fidel Ganis Siregar

O papel da testosterona na menopausa

Gestão geral e tratamento da disfunção sexual

ScienciaScripts

Imprint

Cover image: www.ingimage.com

This book is a translation from the original published under ISBN 978-3-659-82953-6.

Publisher:
Sciencia Scripts
is a trademark of
Dodo Books Indian Ocean Ltd. and OmniScriptum S.R.L publishing group

120 High Road, East Finchley, London, N2 9ED, United Kingdom
Str. Armeneasca 28/1, office 1, Chisinau MD-2012, Republic of Moldova, Europe
Printed at: see last page
ISBN: 978-620-8-17755-3

Índice:

DEDICAÇÃO

Dedico este livro à minha mamã e ao meu papá, Selly, Ernesto e Alessandro

RECONHECIMENTO

Agradecimentos especiais a: Marah Ganti Siregar MD, Professor Sénior de Anatomia Patológica, como pai e professor, bem como um fundador pioneiro da Faculdade de Medicina Universitas Sumatera Utara, que me guiou durante a vida do escritor desde a infância até ao presente. Professor Delfi Lutan MD MSc como professor, investigador, consultor em Endocrinologia Reprodutiva e Medicina da Fertilidade e, atualmente, como chefe do departamento de obstetrícia e ginecologia da Faculdade de Medicina da Universitas Sumatera Utara, que muito fez para que o autor se tornasse ginecologista, consultor em Endocrinologia Reprodutiva e Medicina da Fertilidade, e até obter o grau de doutor em Medicina, tendo também ensinado o autor a tornar-se um líder. Também a Yufi Permana Marsal, médica, Lydia Irtifany Lubis, médica, Iman Syahputra, médica, Cherry Kumalasari, médica, que ajudaram a terminar estes escritos.

RESUMO

A menopausa é uma fase normal e natural que ocorre em todas as mulheres. Durante o período de transição da idade reprodutiva para a idade da menopausa, as mulheres sofrem muitas alterações físicas. Embora muitas mulheres passem pela menopausa sem quaisquer sintomas, ou com menos perturbações na sua vida quotidiana, algumas apresentam sintomas importantes ao ponto de perturbarem a sua qualidade de vida. Os principais sintomas são alterações nos ciclos menstruais, afrontamentos, perturbações do sono, suores noturnos, secura da vagina e redução do desejo sexual. A idade da menopausa situa-se aproximadamente entre os 45 e os 55 anos. Algumas das desvantagens da menopausa são a redução da libido, o cansaço, a redução da atividade sexual, que é causada pela redução do nível de testosterona, que começa a diminuir a partir dos 20 anos de idade. Devido ao processo de envelhecimento que é seguido pela redução das hormonas sexuais esteróides na circulação (estrogénio, progesterona, testosterona), muitos investigadores têm a hipótese de que a redução das hormonas ajuda a degeneração e a patologia relacionadas com a idade. Quando as mulheres atingem a idade de 45 anos, o nível de testosterona diminui 50%. Algumas pesquisas concluíram que a eficácia do tratamento com testosterona, usa o parâmetro de humor, vitalidade e mudanças positivas foram relatadas em mulheres na pós-menopausa que usam testosterona.

Palavra-chave : Menopausa, disfunção sexual, testosterona.

Capítulo 1

INTRODUÇÃO

A menopausa é uma fase normal e natural que ocorre nas mulheres. O ovário deixa progressivamente de produzir estrogénio e outras hormonas. A menopausa indica o fim definitivo do estado fértil. Durante o período de transição da idade reprodutiva para a idade da menopausa, as mulheres sofrem muitas alterações físicas. A maior parte das alterações são consequências naturais do envelhecimento e da própria menopausa. Apesar de todas as mulheres passarem pela menopausa, cada uma tem o seu próprio caminho.[1]

A maioria das mulheres passa pela menopausa sem quaisquer sintomas e apenas com ligeiras perturbações na vida quotidiana. No entanto, há muitas mulheres que apresentam sintomas graves que influenciam grandemente a sua vida quotidiana. Há muitas alterações físicas durante a menopausa, causadas tanto pela menopausa como pelo envelhecimento. Algumas delas são: alterações no ciclo menstrual, afrontamentos, perturbações do sono, suores noturnos, secura da vagina e redução da função sexual.[1]

Normalmente, as mulheres entram na menopausa entre os 45 e os 55 anos de idade. Algumas das principais desvantagens da manifestação da menopausa são a redução da libido, o cansaço, a redução da atividade sexual, que é causada pela redução da testosterona desde os 20 anos de idade.[2,3]

As hormonas esteróides sexuais desempenham um papel muito importante na manutenção das funções reprodutivas e não reprodutivas. Devido ao processo de envelhecimento seguido da redução da hormona esteroide sexual, muitos investigadores têm a hipótese de que a redução destas hormonas ajuda a degeneração e a patologia relacionadas com a idade. Aos 45 anos de idade, a testoterona reduz-se em cerca de 50%.[3,4,5]

O papel da testosterona androgénica já é conhecido: é importante para a excitação sexual, a vibração e a receção do estimulante sexual.[2,5]

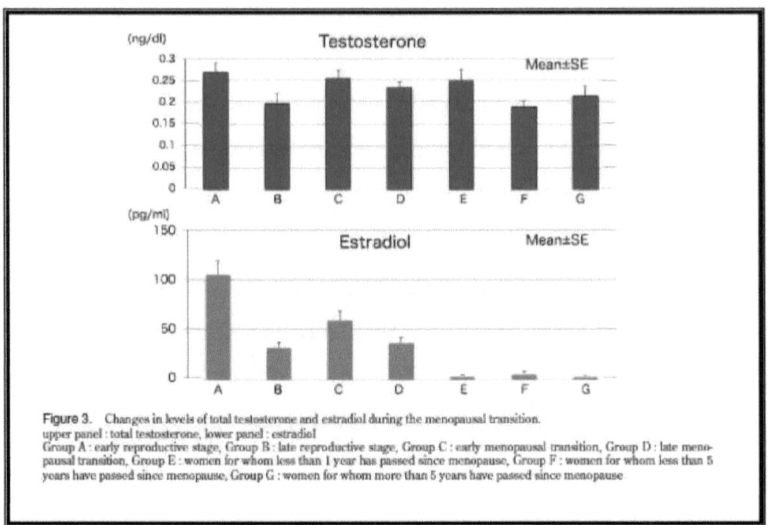

Figura 1. Gráfico de Alterações no Nível de Testosterona Total e Estradiol durante o Período de Transição da Menopausa[6]

Algumas investigações concluíram que a eficácia do tratamento com testosterona utilizando o parâmetro de humor, vitalidade e mudanças positivas foi relatada em mulheres pós-menopáusicas que utilizam testosterona.[3]

Capítulo 2
MENOPAUSA

2.1. Definição

De acordo com a OMS, a menopausa é a cessação do ciclo menstrual para sempre para as mulheres que antes tinham menstruação mensalmente, causada pelo número crescente de folículos que sofrem atresia até não restar mais nenhum folículo, e durante os últimos 12 meses experimentam amenorreia que não foi causada por causas patológicas. Atualmente, as mulheres indonésias atingem a menopausa aproximadamente aos 50 anos. No entanto, algumas experimentam-na numa idade precoce ou tardia. A idade da menopausa é influenciada pela hereditariedade, estado geral de saúde e estilo de vida.[7 - 10]

2.2. Fisiologia da menopausa

A causa da cessação da menstruação deve-se ao facto de os ovários deixarem de produzir e libertar as hormonas estrogénio e progesterona. *O Webster's Ninth New Collegiate Dictionary* define a menopausa como um período de paragem da menstruação que ocorre naturalmente entre os 45 e os 50 anos de idade. A menopausa é a última hemorragia do útero, que continua a ser influenciada pelas hormonas do cérebro e do óvulo.[7]

A menopausa ocorre quando a produção do óvulo pára de funcionar e ocorre geralmente entre os 45 e os 50 anos de idade. O diagnóstico é efectuado após a ocorrência de amenorreia (ausência de menstruação) durante pelo menos 1 ano. *Shimp & Smith* definem a menopausa como o fim do período menstrual, mas uma mulher não é considerada em estado de pós-menopausa até ter amenorreia pelo menos durante o último 1 ano. Esta cessação pode ser precedida de um ciclo menstrual mais longo com menos hemorragias. Normalmente, o limite inferior da idade da menopausa é 44 anos

anos. A cirurgia ou a radiação podem provocar uma menopausa com mais queixas do que a natural.[7]

A última fase após a expiração do período reprodutivo chama-se climatério, um período de transição que a mulher passa do período reprodutivo para o não reprodutivo. Este período dura entre 5 e 10 anos ou entre 5 anos antes da menopausa e 5 anos depois. O climatério é composto por três fases: a pré-menopausa, a perimenopausa e a pós-menopausa. A pré-menopausa é o período que antecede a perimenopausa. Este período ocorre desde que a função reprodutora está a diminuir até ao aparecimento das queixas ou dos sintomas da menopausa. A perimenopausa é o período em que as queixas atingem o seu pico. Ocorre cerca de 1-2 anos antes e 1-2 anos depois da menopausa. A pós-menopausa é o período após a perimenopausa até ao período senil. Em geral, a fase do climatério é designada por menopausa.[7]

A produção de hormonas femininas (estrogénio) diminui, o que faz com que a menstruação se torne irregular e acabe por parar. Após os 40 anos, a mulher entra na fase do climatério, que deriva da palavra *climacter*, que significa anos de transição. O climatério, ou idade estável, ocorre desde o período pré-menopausa (aproximadamente aos 40 anos), quando a função dos ovários diminui gradualmente, e termina aproximadamente aos 55 anos. Por volta dos 49 anos, ocorre a menopausa (ausência de menstruação).[7,8]

A menopausa é uma fase da vida normal da mulher. No período da menopausa, a capacidade reprodutiva da mulher pára. Os ovários deixam de funcionar, a produção de hormonas esteróides e de péptidos desaparece gradualmente, e há uma série de alterações fisiológicas. A maior parte delas é causada pela cessação da função ovárica e as restantes são causadas pelo processo de envelhecimento. Muitas mulheres apresentam sintomas e queixas resultantes das alterações mencionadas anteriormente. Normalmente, esses sintomas e queixas desaparecem gradualmente. Apesar de não poderem levar à morte, estes provocam uma sensação de desconforto e, por vezes, interferem no trabalho quotidiano.[7]

Desde o nascimento, um bebé do sexo feminino tem cerca de 770.000 óvulos não desenvolvidos. Na fase da puberdade, entre os 8 e os 12 anos de idade, começa a manifestar-se a atividade ligeira da função endócrina reprodutiva. Aos 12-13 anos, a mulher tem geralmente *a menarca* (a primeira menstruação), conhecida como puberdade. Nessa altura, os órgãos reprodutores femininos começam a funcionar de forma ideal. Os ovários começam a libertar óvulos que estão prontos a ser fertilizados, o que se designa por fase reprodutiva ou período fértil, que dura até aos 45 anos de idade. Quando os óvulos são fertilizados no período fértil, dá-se a gravidez.[7]

A menopausa ocorre geralmente no final dos 40 ou no início dos 50 anos de idade. De acordo com a OMS, a menopausa é a cessação permanente da menstruação causada pela perda da atividade folicular dos ovários, em que o estrogénio é segregado pelos folículos primodiais dos ovários. Embora os ovários das *eumenorréicas* contenham uma média de 1.000 folículos, durante o período de transição (a perimenopausa), o número destes folículos será reduzido em cerca de 10 vezes e quase não foram encontrados folículos nos ovários pós-menopáusicos. Os mecanismos da redução dos folículos e da menopausa são desconhecidos.[7]

Tabela 1. O gráfico da fase reprodutiva feminina[11]

	Menarche						FMP (0)			
Stage	-5	-4	-3b	-3a	-2	-1	+1 a	+1b	+1c	+2
Terminology	REPRODUCTIVE				MENOPAUSAL TRANSITION		POSTMENOPAUSE			
	Early	Peak	Late		Early	Late	Early			Late
					Perimenopause					
Duration	*variable*				*variable*	1-3 years	2 years (1+1)		3-6 years	*Remaining lifespan*
PRINCIPAL CRITERIA										
Menstrual Cycle	Variable to regular	Regular	Regular	Subtle changes in Flow/ Length	*Variable Length* Persistent ≥7- day difference in length of consecutive cycles	Interval of amenorrhea of >=60 days				
SUPPORTIVE CRITERIA										
Endocrine										
FSH			Low	Variable	↑ Variable	↑ >25 IU/L**	↑ Variable		Stabilizes	
AMH			Low	Low	Low	Low	Low		Very Low	
Inhibin B				Low	Low	Low	Low		Very Low	
Antral Follicle Count			Low	Low	Low	Low	Very Low		Very Low	
DESCRIPTIVE CHARACTERISTICS										
Symptoms						Vasomotor symptoms *Likely*	Vasomotor symptoms *Most Likely*			*Increasing* symptoms of urogenital atrophy

* Colheita de sangue nos dias do ciclo 2-5 ↑ = elevado

** Nível aproximado esperado com base em ensaios que utilizam a norma pituitária internacional atual

O envelhecimento do sistema reprodutor (envelhecimento ovárico) identificado em várias espécies de vertebrados conduzirá ao estado de menopausa. Para além da diminuição do número de folículos, o processo de envelhecimento também desempenha um papel no estado de menopausa, que se caracteriza pela diminuição da função do Eixo Hipotálamo - Hipófise - Gónada, causando irregularidade do ciclo estral. Em ensaios com ratos, verificou-se a diminuição da função dos ovários entre os 6 e os 18 meses de idade, caracterizada por baixos níveis de estrogénio. Esta diminuição do sistema reprodutor foi associada a sintomas agudos da menopausa, incluindo perturbações vasomotoras que resultam em afrontamentos e suores noturnos, secura vaginal, depressão e alterações de humor, bem como a sintomas crónicos, incluindo atrofia muscular e óssea progressiva associada ao aumento da suscetibilidade à osteoporose, elevação dos níveis de lípidos (obesidade) e uma série de doenças metabólicas, tais como dislipidemia, doenças cardiovasculares, hipertensão e resistência à insulina. Estes problemas levantam uma questão: se a menopausa é uma consequência do processo de envelhecimento ou de uma deficiência endócrina, ou mesmo de ambos.[7,8]

2.3. Papel da activina e da inibina na menopausa molecular

A frequência e a amplitude da secreção pulsátil de GnRH afectam a síntese diferencial e a secreção de FSH e LH, sendo que uma frequência lenta promove a síntese de FSH e a elevação da amplitude promove a síntese de LH. A activina é produzida nas gonadotrofias hipofisárias e nas células foliculosteladas e estimula a síntese e a secreção de FSH. A inibina funciona como um potente antagonista da activina através da separação do recetor da activina. Embora a inibina seja expressa na hipófise, a inibina gonadal é a principal fonte de inibição de feedback da FSH.[12]

As inibinas fazem parte do complexo sistema do eixo hipotálamo-hipófise-ovário, que é um sistema de feedback negativo de circuito fechado. A secreção de gonadotropinas hipofisárias é regulada predominantemente por inibinas e esteróides ovarianos.

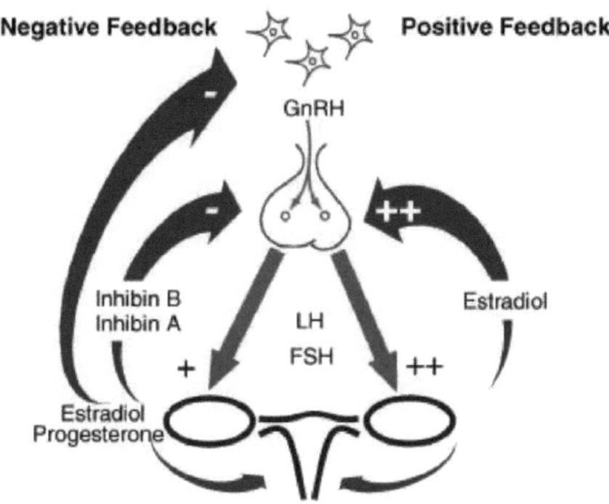

Figura 2. Mecanismo de retroação negativa da inibina[12]

A inibina B é um produto das células da granulosa dos folículos antrais e os seus níveis diminuem de acordo com a diminuição do número de folículos concomitante com o envelhecimento reprodutivo. Foi demonstrado que a diminuição da inibina B no final da idade reprodutiva desencadeia um aumento monotrópico da FSH na fase folicular. O aumento da FSH, por sua vez, mantém e, por vezes, aumenta a produção de E2 pelas células da granulosa.[13]

A inibina foi isolada pela primeira vez a partir do fluido folicular da vaca. As inibinas de clonagem humana, logo a seguir, não foram detectadas no soro de mulheres na pós-menopausa e no soro de mulheres que foram submetidas a ooforectomia bilateral. A FSH estimula a produção ovariana de inibina e, em seguida, mostra uma dose dependente de estimulação na fase folicular do ciclo menstrual. Tanto a inibina A como a inibina B respondem à FSH exógena na fase folicular do ciclo menstrual humano.[13]

O papel da inibina imunorreactiva no envelhecimento reprodutivo foi inicialmente explorado na fase folicular inicial (dias 4-7 do ciclo) e na fase lútea média (312 dias antes da menstruação seguinte), utilizando como amostras soro de mulheres com idades compreendidas entre os 21 e os 49 anos. O estudo mostrou que a fase inicial da inibina imunorreactiva folicular era significativamente mais baixa no grupo de 45-49 anos em comparação com os mais jovens (128 U/L no grupo de 45-49 anos em comparação com 239, 235 e 207 U/L nos grupos de 20-29, 30-39 e 40-44 anos). Os níveis médios de FSH foram significativamente mais elevados no grupo etário mais velho (13,0 UI/L, em comparação com 4,9; 5,5; e 5,3 UI/L nos outros três grupos mais jovens). Os níveis de E2 eram semelhantes nos grupos etários de 45-49, 20-29 e 40-44 anos, o que apoiava o conceito de feedback diferencial. Foi demonstrada uma correlação negativa significativa entre a inibina sérica e a FSH (r%_0,45, P <0,05), e também houve uma correlação negativa significativa entre a inibina e a idade. Com o aumento da idade, os níveis de FSH apresentaram uma elevação linear bifásica com um ponto de inflexão estimado em cerca de 43 anos. O resultado foi consistente com o papel da inibina, para além do E2, na regulação da FSH durante a fase folicular do ciclo menstrual em função do envelhecimento.[13]

O Melbourne Women's Midlife Health Project é o primeiro grande estudo longitudinal sobre as experiências de transição das mulheres desde o fim da idade reprodutiva até ao FMP. As amostras de soro da fase folicular inicial mostraram que o declínio da inibina no início do ciclo ocorreu antes da alteração do E2 e, embora a inibina tenha diminuído no final da idade reprodutiva, a diminuição do E2 foi mais significativa no grupo de transição para a menopausa tardia (mulheres com amenorreia nos últimos > 3 meses). Verificou-se uma variabilidade marcada com a concentração de FSH, E2 e inibina em todos os grupos. Incluindo o último grupo de transição, a FSH foi negativamente correlacionada com a E2 (r %0,30) e a inibina (r%_0,39), enquanto a inibina foi positivamente correlacionada com a E2 (r % 0,45). Concluiu-se que o aumento da FSH sérica e a diminuição da E2 e da inibina foram as principais alterações endócrinas associadas à transição da menopausa.[13]

Pouco depois do desenvolvimento de testes específicos para a inibina dimérica A e B, Klein et al mostraram que o aumento dos níveis de FSH monotrópica podia ser observado na ovulação das mulheres mais velhas, associado à diminuição da inibina B na fase folicular, mas não à inibina A. A medição da inibina B foi efectuada em amostras de soro do terceiro ano do Melbourne Women's Midlife Health Project e revelou um declínio acentuado do número de folículos e da inibina B em mulheres que entravam na transição precoce para a menopausa, sem quaisquer alterações no E2 ou na inibina A. Welt et al mostraram também que, na fase folicular, os níveis de inibina B eram mais baixos e os níveis de E2 eram mais elevados em mulheres mais velhas (35-46 anos vs. <35 anos). 0,59 dados de um componente de investigação longitudinal mostraram que o envelhecimento reprodutivo foi acompanhado por uma diminuição tanto da inibina A como da B, e que a diminuição da inibina B foi precedida por qualquer diminuição da inibina A ou E2 e até pode estar associada a um aumento da E2. Sugeriram que a perda do feedback negativo da inibina B na FSH era o fator mais importante no aumento dos níveis de FSH, fazendo avançar a idade reprodutiva.[13]

Muttikrishna et al estudaram dois grupos de mulheres com ciclos regulares, um com níveis normais de FSH (<8 UI / L, n=10) e outro com uma elevação dos níveis de FSH (> 8 UI / L, n= 6), e compararam os níveis diários de hormonas séricas obtidos ao longo do ciclo num grupo de mulheres jovens com idades compreendidas entre os 25 e os 32 anos. O grupo de mulheres mais velhas com níveis elevados de FSH tinha uma concentração mais baixa de inibina B na fase folicular inicial e uma concentração mais baixa de inibina A antes do pico de LH a meio do ciclo e da fase lútea média, em comparação com as mulheres mais velhas com níveis normais de FSH. Concluíram que o aumento da FSH na fase folicular inicial em mulheres mais velhas estava associado a uma diminuição das concentrações de inibina B na fase folicular inicial e a baixas concentrações de inibina A na fase lútea. A inibina A é o produto do corpo lúteo e desempenha um papel na inibição da secreção de gonadotropinas menores. A sua função no eixo hipotálamo-hipófise-ovário ainda não foi esclarecida.[13]

Num estudo recente com 77 mulheres classificadas nos estadios STRAW -4, -3, -2 e -1, foi revelado que o ciclo ovulatório de FSH, LH e E2 aumentou com o desenvolvimento do STRAW e os níveis de progesterona diminuíram na fase lútea. Existem alguns ciclos anovulatórios, nomeadamente dois, zero, um e nove estádios -5 e -4 (n= 21), estádios -3 (n= 16), estádios -2 (n= 17) e estádios -1 (n= 23). Ao incluir o ciclo anovulatório na análise comparativa, houve aumento dos níveis de FSH e LH no grupo, mas o aumento de E2 não foi mais detectado. No ciclo inicial e no ciclo médio (incluindo ovulação e anovulação), os níveis de inibina B diminuíram progressivamente na fase STRAW, sendo os níveis mais baixos detectados nos ciclos ovulatórios prolongados e no final do período de transição menopausal. Os níveis de inibina A seguiram os níveis de E2, atingiram o pico de E2 e aumentaram durante o ciclo ovulatório na fase STRAW.[13]

Este estudo mostrou que a diminuição da inibina B e não da inibina A foi o principal fator que influenciou a elevação dos níveis de FSH e LH concomitantemente com o aumento da idade reprodutiva.[13]

A perimenopausa refere-se aos anos próximos da menopausa em que a função dos ovários começa a mudar. O número de óvulos diminui e os ovários tornam-se mais resistentes à ação da Hormona Folículo-Estimulante (FSH), os ovários começam a reduzir a produção de estrogénio, progesterona e androgénio. A perda do mecanismo de feedback negativo do estrogénio dos ovários provoca o aumento da secreção de FSH e LH. Verifica-se também uma diminuição da secreção da glicoproteína inibidora (inibe seletivamente a FSH). Esta ação provoca uma elevação constante da FSH, o que pode ser um sinal de que a menopausa está iminente.[14]

As alterações do hipotálamo que fazem com que o ciclo menstrual regular se torne irregular podem ser sentidas pelas mulheres de dois a oito anos antes da menopausa. Durante esse período, os folículos ováricos que amadurecem o óvulo sofrerão danos acelerados, de modo que o número de folículos será reduzido. A diminuição dos níveis de inibina B (INH-B), que é uma proteína dimérica que reflecte a diminuição dos folículos ováricos, provoca um aumento dos níveis de FSH em 20 vezes. O sinal precoce deste aumento, medido no ciclo menstrual folicular, é mais elevado do que no período reprodutivo feminino, o efeito de diminuição das hormonas esteróides dos ovários e a elevação dos níveis de GnRH também aumentam a LH em 3 a 5 vezes.[10]

A diminuição da esteroidogénese e da secreção de inibina-A na fase lútea pode causar um aumento dos níveis de FSH a partir de vários dias antes da menstruação. A determinação deste importante evento baseia-se em dados derivados do imunoensaio FSH. Ao utilizar a medição sensível da bioatividade da FSH, revela-se que o aumento da bioatividade da FSH começa a meio da fase lútea.[15]

Quando a mulher atinge a idade de 40 anos, inicia-se o processo anovulatório.

Antes de a anovulação ocorrer com maior frequência e antes de ocorrer uma anovulação longa, o ciclo menstrual alonga-se, começando 2-8 anos antes da menopausa. Num estudo longitudinal realizado na Austrália, se um ciclo menstrual for superior a 42 dias, prevê-se que a menopausa ocorra 1 ou 2 anos mais tarde. Este período mais longo do ciclo menstrual precede uniformemente a menopausa, sem ter em conta a idade em que a menstruação parou, seja ela precoce ou tardia. O principal fator determinante da duração do ciclo menstrual é a duração da fase folicular. Esta alteração que ocorre antes da menopausa é marcada por uma elevação dos níveis de FSH e uma diminuição dos níveis de inibina, com níveis normais de LH e um ligeiro aumento dos níveis de estradiol. A duração deste ciclo é determinada pelo ritmo e pela qualidade do crescimento e desenvolvimento dos folículos, o que varia consoante a mulher.[15]

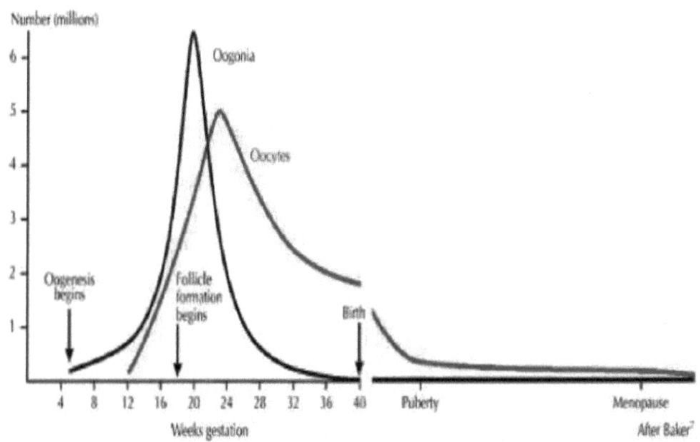

Figura 3. Relação entre o desenvolvimento dos folículos[15] e a idade[12]

Quando a taxa de redução folicular começou a aumentar durante a idade reprodutiva, mas antes de ocorrerem quaisquer alterações reais na regularidade menstrual, os níveis séricos de FSH começaram a aumentar; as concentrações de LH permaneceram inalteradas. Esta elevação da FSH, por si só, sem aumento dos níveis de LH, pode ser o resultado de alterações relacionadas com a idade do padrão de secreção pulsátil de GnRH ou o resultado de uma redução folicular progressiva e de uma baixa taxa de inibição do feedback da secreção hipofisária de FSH pelas hormonas ováricas. As evidências actuais apoiam a segunda explicação. Embora a frequência da secreção pulsátil de GnRH seja mais lenta e estimule mais a secreção de FSH do que a secreção de LH, a frequência e a amplitude do padrão de pulsação da secreção de LH nas mulheres mais jovens ou mais velhas são quase semelhantes, mesmo depois de terem sido submetidas a ooforectomia. Os níveis de inibina B na circulação durante a fase lútea diminuem durante ou mesmo antes de a concentração de FSH começar a aumentar. Também se regista uma diminuição da inibina A no soro da fase lútea. Ambas as inibinas inibem seletivamente a secreção hipofisária de FSH. Como resultado, os níveis de FSH aumentam progressivamente devido à diminuição da produção de inibina causada pela redução dos folículos reservados, o que pode ser claramente observado na fase folicular inicial. A concentração decrescente de inibina pode descrever o número reduzido de folículos, o declínio da capacidade folicular funcional nos folículos mais velhos, ou ambos. Observa-se que a concentração de inibina no fluido folicular pré-ovulatório é quase semelhante nas mulheres mais jovens ou mais velhas que ainda têm menstruação, e revela-se que o fator mais importante é o número de folículos restantes.[15]

Com o aumento da idade, os níveis de FSH aumentam, a fase folicular é cada vez mais curta, mas os níveis de LH e a duração da fase lútea permanecem inalterados. O ciclo menstrual continua a ser regular, mas a sua duração e variabilidade diminuem globalmente. Quando os níveis de FSH aumentam e a fase folicular se torna mais curta, os níveis de estradiol elevam-se mais cedo, o que demonstra que níveis mais elevados de FSH estimulam rapidamente o desenvolvimento dos folículos. A elevação mais precoce dos níveis de estradiol não resulta de um crescimento acelerado dos folículos, mas sim de um desenvolvimento tardio dos folículos no início do ciclo menstrual e de uma seleção mais precoce dos folículos dominantes. As durações da fase folicular e do ciclo menstrual atingem o seu limite mais baixo por volta dos 42 anos de idade.[15]

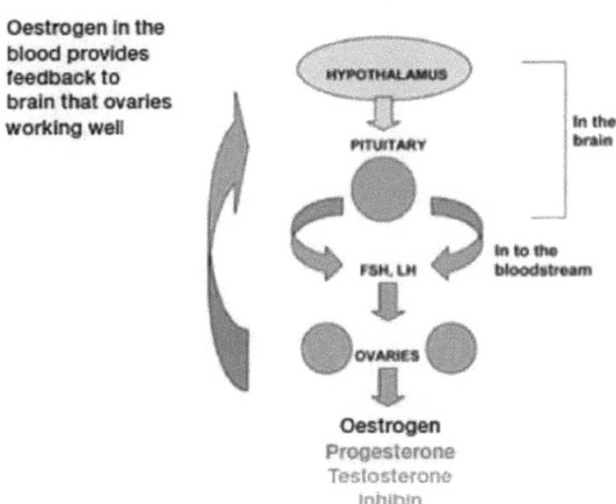

Figura 4. Via de retroação dos estrogénios[16]

A menopausa é um processo gradual caracterizado pela irregularidade da menstruação, da ovulação e do ciclo ovulatório até a menstruação parar de todo. Isto mostra que a via molecular que controla as perdas do ciclo menstrual das células do ovário. Estudos sobre o estado hormonal nas mulheres mostraram que a menopausa estava associada a níveis baixos de estrogénio, inibina, insulina, IGF-I, hormona anti-Mulleriana (AMH) e FSH no soro.[17]

A AMH foi sugerida como um marcador da depleção folicular endócrina ou do envelhecimento dos ovários. A inibina é um heterodimérico constituído pelas subunidades a e p (inibina a e p) e é uma superfamília da proteína TGF-p. A inibina p é segregada pelas células da granulosa durante o desenvolvimento folicular precoce e, recentemente, tem atraído muita atenção devido ao seu papel na regulação do desenvolvimento folicular precoce e da secreção de FSH pelo eixo adenopituitário. Um estudo efectuado em raparigas desde o nascimento até à idade adulta demonstrou que os níveis séricos de inibina eram mais baixos nas idades inferiores a 6 anos e atingiam o seu pico entre os 12 e os 18 anos, quando essas raparigas atingiam a menarca.[17]

A observação efectuada em mulheres de idade avançada mostrou que os níveis séricos de inibina eram mais baixos nas mulheres de 46-52 anos do que nas de 39-45 anos. Esse estudo também revelou que, em mulheres com menstruação e níveis séricos normais de FSH, não havia diferença entre os grupos mais jovens e os mais velhos. As descobertas em desenvolvimento mostraram que a anormalidade na secreção de inibina (baixos níveis séricos) ocorreu mais cedo quando os níveis de FSH ainda estavam normais. Isto indica que os baixos níveis séricos de inibina e outros factores autócrinos e parácrinos intra-ovarianos podem desempenhar um papel central na formação da menopausa. Sabe-se que os baixos níveis de inibina eliminaram o efeito de inibição da glândula pituitária, levando a níveis séricos elevados de FSH.[17]

Durante a vida reprodutiva, a secreção de FSH é cíclica, variando entre níveis séricos baixos e elevados; este carácter mantém a sensibilidade das células foliculares à FSH. A elevação crónica da FSH e o contacto demasiado prolongado das células dos ovários com a FSH fazem com que o recetor fique sub-regulado e com que as células foliculares deixem de ser sensíveis à FSH, o que resulta num defeito na maturação folicular final. Este facto pode explicar o ciclo anovulatório, que é uma caraterística especial do período da perimenopausa. Foi demonstrado que a exposição crónica do recetor ao ligando causa um efeito negativo na expressão do recetor. A razão pela qual os níveis de inibina diminuíram nas mulheres que se aproximam do período da menopausa ainda não foi esclarecida, existindo a possibilidade de existirem factores locais segregados pelas células da granulosa ou pelos oócitos que podem regular a secreção de inibina. Os factores que controlam a secreção de inibina durante a vida reprodutiva são ainda controversos; alguns autores centraram-se na possibilidade do papel da FSH. No entanto, a atual relação entre a FSH e a inibina durante a perimenopausa e a menopausa não é muito favorável ao papel da FSH na regulação da secreção de inibina. No período da menopausa, os níveis séricos baixos de inibina ocorrem quando os níveis séricos de FSH são normais e permanecem inalterados mesmo após o período da menopausa, quando os níveis séricos de FSH são elevados, o que indica que, para além da FSH, existe outro fator responsável pela regulação da secreção de inibina.[17]

Estudos anteriores tinham demonstrado a existência de um fator local, como o fator de crescimento da insulina-1 (IGF-1), no controlo da secreção de inibina. Durante a fase reprodutiva, estudos mostraram que o IGF-1 presente nas células endometriais e nos tecidos ovarianos aumentava a secreção de células da granulosa e a secreção de hormonas esteróides. Outro estudo mostrou que, ao atingir o período da menopausa, o IGF-1 diminuía nos tecidos ováricos, sendo seguido por uma diminuição gradual dos níveis séricos de inibina B. Também foram registados níveis baixos de IGF-1 no endométrio de mulheres pós-menopáusicas. Por conseguinte, sugere-se que o IGF-1 pode desempenhar um papel de fator parácrino, aumentando a secreção de inibina B durante a fase reprodutiva, e que a diminuição do IGF-I nos tecidos ováricos pode levar à falha da secreção de inibina pelas células da granulose. Sabe-se que os oócitos desempenham um papel fundamental no controlo da sua função, influenciando a função das células foliculares.[17]

A estimativa atual dos folículos primordiais do ovário feminino em algumas variações de idade deriva da análise histológica preparatória. Há anos que tem sido sugerido um modelo matemático para descrever a relação entre os folículos não-crescentes (NGFs) e a idade. Faddy et al., em 1992, concluíram que as taxas de declínio dos oócitos seguiam um padrão bifásico com a taxa de desaceleração a ocorrer por volta dos 37,5 anos de idade. Recentemente, Hansen et al. revelaram que o declínio do número de folículos ováricos estava associado ao aumento da idade. Num estudo recente realizado por Kelsey et al. em 2012, foi demonstrado que os níveis séricos de AMH se correlacionavam positivamente com os NGFs em mulheres com idades compreendidas entre os 5 e os 51 anos. A análise de dados de Kelsey et al. baseou-se na agregação sistemática de dados de 8 estudos, em que os NGF da população tinham sido extrapolados a partir do número de NGF manuais estereológicos de pequenos subconjuntos de tecidos ováricos, e 25 estudos de coorte relataram níveis normativos de AMH numa faixa etária limitada. De um modo geral, estes dados apoiam a ideia de que a AMH sérica pode ser utilizada como outro marcador ovárico. Além disso, os nossos dados mostraram que as categorias de idade da menopausa materna podiam prever a diminuição dos níveis de ovários reservados.[18]

Claramente, os nossos dados não permitem explicar se a idade da menopausa da mãe é um preditor direto da idade da menopausa ou da possibilidade de engravidar. No entanto, do ponto de vista biológico, é lógico assumir que um ovário reservado baixo tem um efeito duradouro que pode encurtar a fase reprodutiva. Assim, partimos do princípio de que um marcador como a "idade da menopausa", combinado com a AMH ou a AFC e a idade cronológica, poderia ser um valor mais completo para avaliar o ovário reservado de um indivíduo.[18]

2.4. Manifestação clínica da menopausa

Os problemas frequentemente reclamados durante este período incluem irritabilidade, depressão, fadiga, falta de entusiasmo, insónia, afrontamentos, suores, arrepios e dores de cabeça. Quando uma mulher entra na menopausa, podem surgir subitamente desconfortos físicos como rigidez e dor em todo o corpo. Esta rigidez é por vezes acompanhada de uma sensação de calor ou de frio, de tonturas, de dores de cabeça, de fadiga, de inquietação, de irritabilidade e de palpitações. Após a menopausa, as mulheres passam pelo período senil. Nessa altura, atingem um novo equilíbrio hormonal, pelo que deixam de existir perturbações vegetativas ou psicológicas.[7-9,19]

Vários sintomas sentidos pelas mulheres estão associados ao aumento da idade e à diminuição da atividade ovárica. Os outros sintomas podem estar geralmente relacionados com o envelhecimento. As evidências mostram uma ligação com a menopausa descrita nos seguintes sintomas:[20]

- Afrontamentos e suores noturnos (também chamados sintomas vasomotores, devido à dilatação vascular)
- Secura vaginal, que pode causar uma relação sexual dolorosa. Algumas mulheres também têm problemas de memória. Isto pode estar relacionado com as alterações de estrogénio durante o período de transição.

Pode ter a certeza de que os sintomas que se seguem são causados ou não pela menopausa, por outros factores que acompanham o envelhecimento ou pela combinação da menopausa e do envelhecimento:[20]

- Incontinência
- Queixas físicas como fadiga, rigidez ou dores nas articulações
- Mudanças de humor, como depressão, agitação e irritabilidade. E sintomas semelhantes aos da síndrome pré-menstrual.

Os peritos reunidos na conferência do NIH sobre o estado da ciência observaram que a menopausa é uma parte normal do envelhecimento da mulher e sugeriram que a menopausa não deve ser considerada como uma "perturbação médica" (ou vista como uma doença).[20]

2.5. Osteoporose em mulheres na menopausa

Atualmente, o aumento das taxas de esperança de vida humana fará aumentar a prevalência das doenças degenerativas, estimando-se que, até 2025, haverá um aumento do número de casos de osteoporose. A osteoporose é mais comum em mulheres pós-menopáusicas de idade avançada.

A menopausa é a cessação permanente da menstruação em consequência da inatividade dos folículos ováricos. A diminuição da função ovárica provoca um declínio na produção das hormonas sexuais, estrogénio e progesterona. Isto afecta a atividade cíclica do hipotálamo e da pituitária. No final, provocará perturbações neurológicas e metabólicas que se manifestam clinicamente como sintomas da perimenopausa. O problema mais comum é o sintoma ósseo.

A osteoporose é o principal problema das mulheres na menopausa. Mais de 10 milhões de americanos têm osteoporose e mais de 34 milhões de pessoas têm baixa densidade óssea, o que aumenta o risco de osteoporose e de fracturas. As alterações no tamanho e na forma do osso baseiam-se no encerramento epifisário no final da puberdade, seguido de um período de consolidação durante 5-10 anos.[14]

O osso é um tecido vivo com uma estrutura dinâmica que se pode adaptar e remodelar. As suas funções são muito vastas, começando pela formação de um esqueleto forte, pela proteção dos músculos e dos órgãos, pela fonte de hematopoiese e pelo papel na manutenção do equilíbrio metabólico dos minerais séricos, especialmente do cálcio e do fosfato. O osso é composto por células, matriz, proteínas e depósitos minerais. Tem três células básicas - osteoblastos, osteócitos e osteoclastos. Os osteoblastos são células formadoras de osso derivadas do osteoide e da matriz mineral óssea. Um processo completo é caracterizado pela transformação dos osteoblastos em osteócitos e pela sua fixação na matriz óssea que contém minerais. Os osteoclastos reabsorvem o osso durante o período de crescimento e remodelam os ossos através da secreção de ácido lático e colagenase que destroem os minerais e o colagénio do osso.[15]

A remodelação é determinada pela homeostasia dos osteoblastos e dos osteoclastos. Até aos 50 anos de idade, os osteoclastos têm o mesmo nível de atividade que os osteoblastos. A osteoporose induzida pela idade ocorre a partir dos 60 anos e a osteoporose induzida pela menopausa ocorre a partir dos 50 anos. A taxa de remodelação é de cerca de 2-10% da massa do esqueleto por ano. Este processo é afetado por alguns factores, tais como factores locais que provocam uma série de eventos no conceito de Ativação-Resorção-Formação (ARF). Este processo é influenciado por proteínas mitogénicas derivadas dos ossos que estimulam os proteoblastos a clivarem-se e a transformarem-se em osteoblastos em resultado da atividade de reabsorção dos osteoclastos. Outro fator que afecta este processo é o fator hormonal. O processo de remodelação será aumentado pelas hormonas paratiróides, pelas hormonas do crescimento e pela vitamina D 1,25 $(OH)_2$. Os factores que inibem o processo de remodelação são a calcitonina, o estrogénio e o glucocorticoide. Estes processos interferem com a remodelação óssea e causam osteoporose.[16]

A osteoporose ocorre porque o número e a atividade dos osteoclastos são mais predominantes do que o número e a atividade dos osteoblastos, pelo que se verifica uma diminuição da densidade óssea. Relacionado com a menopausa, este evento é causado pela deficiência de estrogénio e pelo stress.[17]

O estrogénio é uma hormona que desempenha um papel fundamental no metabolismo ósseo devido à sua influência nas actividades dos osteoblastos e dos osteoclastos. Os osteoblastos possuem receptores de estrogénio a e p no citosol.

A diminuição dos níveis de estrogénio provocará diretamente um aumento das citocinas pró-inflamatórias, tais como IL-1, IL-3, IL-6, LIF (Leukemia Inhibiton Fator), oncostatina M, Ciliary Neutropic Fator, GM-CSF (Granulocytemacrophage Colony Stimulating Fator), M-CF, RANK-L (recetor activator of nuclear fator-KB ligand) e TNF-a, que têm um papel no desencadeamento dos osteoclastos no processo de osteoclastogénese. O RANKL é sintetizado por osteoblastos e células estromais expressas por células progenitoras de osteoclastos na medula óssea para induzir a osteoclastogénese. A osteoprotegerina é sintetizada pelos osteoblastos e pelas células estromais como inibidor dos receptores RANKL para impedir a ligação entre o RANKL e o RANK (ativador do recetor do fator nuclear KB). O RANK-L induzirá a atividade da JNK1 (Jun N-terminal Kinase 1) e da proteína activadora osteoclastogénica-1, c-fos e c-jun, de modo a que os monócitos possam diferenciar-se rapidamente em osteoclastos. Por outro lado, as células estromais osteoblásticas têm uma expressão na superfície de RANK-L que será ligada a RANK na superfície de progenitores de osteoclastos para estimular a diferenciação de células de osteoclastos.[18]

Indiretamente, a diminuição dos estrogénios provoca também a diminuição da osteoprotegrina e do TGF-p (Transforming Growth Fator beta) nas células osteoblásticas e estromais, o que faz com que os osteoblastos reparem a área óssea destruída e aumentem a apoptose dos osteoclastos. A sinalização Wnt, que é importante na formação dos osteoblastos, é reduzida devido ao gene LRP5 (LDL Recetor-Related Protein 5), que não é muito sensível no período da menopausa.[19]

Ao nível da densidade e qualidade óssea, verifica-se uma rutura dos elementos microarquitectónicos dos ossos trabeculares, expansão do envelope periosteal, trabecularização endocortical e declínio da mineralização dos elementos ósseos. Existe uma relação significativa entre a baixa densidade óssea e o risco de fratura. A fratura mais comum é a fratura pélvica, das vértebras e das extremidades. A maior parte da população afetada por estas fracturas, 50%, já não consegue viver uma vida normal.[20]

O objetivo do tratamento da osteoporose é prevenir as fracturas através do aumento da resistência óssea e da redução do risco de quedas e traumatismos, minimizando os sintomas resultantes de fracturas e deformidades do esqueleto e maximizando a função física.[20,21]

Indicações da terapia farmacológica:[21]

- Fratura da pélvis ou das vértebras
- T-score inferior a -2,5 nas vértebras, fémur e pélvis
- As pontuações T entre -1 e -2,5 para o risco de fratura a 10 anos foram avaliadas com a ferramenta FRAX

Terapia farmacológica:[21]

1. Bisfosfonatos

Os bisfosfonatos são os medicamentos mais utilizados no tratamento da osteoporose. Os bisfosfonatos são tomados com o estômago vazio, de manhã, com um copo de água. Apesar de a taxa de absorção dos bisfosfonatos ser ligeiramente inferior a <1%, continua a ser útil para a osteoporose.

Os bisfosfonatos intravenosos podem ser administrados, mas com um risco elevado de hipersensibilidade em 30-40%.[21]

a. Alendronato

A dose aprovada de alendronato é de 10 mg por dia ou 70 mg por semana. O alendronato demonstrou uma diminuição do risco de fratura da coluna vertebral, da pélvis e de ossos não-vetebrais. O alendronato aumenta a densidade óssea após 4 a 5 anos de utilização do medicamento.[21]

b. Risedronato

A dose aprovada de Risedronato é de 5 mg por dia ou 35 mg por semana. O risedronato diminuiu ligeiramente a aceleração da perda óssea após 3 anos de terapia.[21]

c. Ibandronato

A dose aprovada de ibandronato é de 2,5 mg por dia durante 5 anos de utilização do medicamento. Os efeitos do medicamento são a diminuição da perda de densidade óssea e o aumento da densidade óssea.[21]

d. Ácido zolendronato

A dose aprovada de ácido zolendrónico é de 5 mg por dia para obter o mesmo efeito que outros bisfosfonatos.[21]

2. Suplementação de cálcio

A absorção de cálcio diminui ligeiramente com o aumento da idade devido à redução da vitamina D ativa biologicamente e a uma perturbação significativa após a menopausa. Um balanço positivo de cálcio é obrigatório para conseguir uma prevenção adequada da osteoporose. A suplementação de cálcio (1.000 mg por dia) diminui a perda de osso e diminui a fratura óssea, especialmente nas pessoas que têm uma dieta pobre em cálcio.[21]

A mulher média toma 500 mg de cálcio na sua dieta, por isso o suplemento para cada dia é igual a 500 mg adicionais. As mulheres que não foram submetidas a terapia com estrogénios necessitam de um suplemento de pelo menos 1.000 mg por dia para obter uma recomendação de dieta de 1.500 mg por dia. As mulheres que tomam suplementos de cálcio superiores a 500 mg por dia devem efetuar uma análise dos níveis sanguíneos de cálcio e fósforo nos primeiros 2 anos. Se for normal, então não há necessidade de mais observações.[21]

Os estrogénios actuam para melhorar a absorção do cálcio (com aumento dos níveis de 1,25-dihidroxivitamina D) e podem reduzir a dose de suplemento de cálcio ativo. Para manter um balanço zero de cálcio, as mulheres que fazem terapia com estrogénios necessitam de um total de 1.000 mg de suplementos de cálcio por dia.[21]

O estrogénio actua para melhorar a absorção do cálcio e ter um suplemento de cálcio numa dose eficaz sem os efeitos secundários devidos a uma dose mais elevada (obstipação e flatulência). Devemos confessar que, embora o suplemento de cálcio seja importante, não podemos obter a mesma proteção que a osteoporose hormonal. No entanto, as vantagens do estrogénio na coluna vertebral são reduzidas sem um suplemento de cálcio.[21]

A suplementação de cálcio é mais importante na adolescência do que nos anos reprodutivos (quando a formação óssea é mínima). O aumento da dieta de cálcio na adolescência proporciona um aumento significativo da densidade óssea e da massa esquelética, o que protege contra a osteoporose na vida adulta. Abaixo dos 25 anos, para a acumulação óssea durante anos, a dieta de cálcio diária deve ser de 1.500 mg. Esta quantidade era recomendada durante a gravidez e a amamentação. A maior parte do cálcio provém da produção de leite; depender de outros alimentos não é fácil/simples, porque é necessário um maior consumo de outros alimentos para obter exatamente a mesma quantidade de cálcio que o leite normal em cada dia.[21]

Existem dezenas de suplementos de cálcio no mercado, que incluem carbonato de cálcio, lactato de cálcio, fosfato de cálcio e gluconato de cálcio. O carbonato de cálcio em comprimidos é o mais barato e contém a maior parte do cálcio elementar. (40%). O lactato de cálcio tem 13% de cálcio, o cálcio cítrico tem 23% e o gluconato de cálcio tem apenas 9%. A suplementação de cálcio mais eficaz ocorre quando uma dose única não superior a 500 mg é tomada durante a noite.[21]

3. Raloxifeno

A FDA aprovou o raloxifeno para a prevenção e tratamento da osteoporose pós-menopausa. O raloxifeno oral pode ser administrado durante as refeições e não há aconselhamento para a sua utilização como bifosfonato.[21]

4. Teriparatida

Este medicamento é um recombinante de PTH(1-34) 20 microgramas por injeção subcutânea. A teriparatida aumenta a densidade óssea e diminui a destruição óssea. A eficácia foi adquirida após 2 anos.[21]

5. Calcitonina

A dose aprovada de Calcitonin é de 200 UI em spray ou injeção. Não existem estudos para avaliar durante quanto tempo a calcitonina deve ser administrada para diminuir o risco de fratura óssea.[21]

6. Denosumab

Este medicamento é um anticorpo monoclonal RANKLS que diminui a quantidade de RANKL nas micromoléculas do osso, diminui a diferenciação das células precursoras em osteoclastos maduros e diminui a função e a sobrevivência dos osteclastos. A dose aprovada é de 60 mg por injeção subcutânea de 6 em 6 meses.[21]

7. Estrogénio

Apesar de o estrogénio ser considerado o medicamento de eleição para a osteoporose na pós-menopausa, a FDA nunca aprovou o estrogénio para este fim. A dose frequentemente utilizada é de 0,625 mg por dia. Quina conjugada com estrogénio, com ou sem acetato de medroxiprogesterona, para aumentar a densidade óssea, especialmente na coluna vertebral, coluna e ombro. A indicação real para a utilização de estrogénios são os sintomas da perimenopausa. Isto porque, se o fornecimento de estrogénio for interrompido, o efeito protetor da osteoporose também é interrompido.[21]

Não existem estudos que demonstrem as vantagens da utilização da combinação de fármacos para o tratamento da osteoporose na pós-menopausa.[21,22]

8. Desporto

Os exercícios desportivos podem fortalecer os nossos ossos. A prática regular e correta de exercícios desportivos durante 30 minutos por dia e 3 dias por semana será útil na prevenção e no tratamento da osteoporose e aumentará o conteúdo mineral dos ossos das mulheres idosas. Para ser eficaz, o exercício deve exercer uma carga sobre os ossos, especialmente sobre a coluna vertebral. As corridas regulares não serão suficientes. No entanto, as caminhadas rápidas podem retardar a perda óssea na bacia.[21]

Existem actividades úteis como a corrida, o treino com pesos, a aeróbica, o subir escadas e outros desportos que não a natação. O efeito do exercício com pesos na densidade óssea é aditivo quando combinado com a terapia hormonal. Embora a caminhada regular tenha um pequeno impacto na densidade óssea, é razoável que tenha um efeito benéfico no risco de fratura. Estas alterações, juntamente com o próprio desporto, melhoram o equilíbrio e reduzem o risco de quedas. Por esta razão, a caminhada, mesmo depois de ajustada à densidade óssea e ao peso, está associada à redução do risco de fratura pélvica.[21]

2.6. Escala de avaliação da menopausa (MRS)

A Menopause Rating Scale (MRS) é uma escala de qualidade de vida que foi desenvolvida no início dos anos 90 para avaliar a gravidade das queixas da menopausa como resposta à falta de uma escala padronizada para medir a gravidade dos sintomas do envelhecimento e os seus efeitos na qualidade de vida. A validação da MRS começou há vários anos com o objetivo de estabelecer um instrumento de medição da qualidade de vida, que possa ser facilmente preenchido. O objetivo da realização da MRS é (1) permitir comparações entre mulheres com diferentes condições, (2) comparar a gravidade da doença num determinado intervalo de tempo, e (3) medir as alterações que ocorrem antes e depois do tratamento. A escala MRS tem uma psicometria baseada em regras formalmente padronizada e, pela primeira vez, a escala MRS foi publicada na Alemanha. Foram identificadas três dimensões distintas, que explicam 59% da variância total encontrada (análise fatorial): as subescalas psicológica, somato-vegetativa e urogenital. A escala MRS é constituída por 11 itens (sintomas ou queixas). A cada sintoma contido na escala pode ser atribuído um valor de 0 (sem sintomas) a 4 (sintomas graves), dependendo do nível de sintomas obtido após a mulher preencher a questão da escala (assinalando a caixa apropriada). A avaliação é basicamente simples, por exemplo: a pontuação aumenta à medida que aumenta a gravidade dos sintomas de subjetividade obtidos em cada item (pontuação 0: sem sintomas, pontuação 4: sintomas muito graves). O próprio inquirido indicará a sua presepção, assinalando 1 das 5 caixas de possibilidades disponíveis para cada item. 7

Atualmente, a escala MRS foi aceite a nível internacional. Em primeiro lugar, esta escala foi traduzida para inglês, a que se seguiu uma tradução para outra língua. A escala foi traduzida para o inglês e depois traduzida para outra língua. Desta vez, a escala está disponível em várias línguas: Brasil, Inglaterra, França, Alemanha, Indonésia, Itália, México/Argentina, Espanha, Suécia e Turquia.[7]

O que é que os utilizadores da página da Internet podem fazer para que a página da Internet seja mais acessível?
A maioria das pessoas que se encontram em contacto com o local de trabalho têm um 'X' no topo da lista. Para que o utilizador possa ter a certeza de que está a usar a geleira, deve colocar a tábua 'X' no local designado como 'O'.

		não há mais 0	ringan 1	menengah 2	berat 3	sangat berat 4
1.	O Badan terasa sangat panas, berkeringat	.....□	□	□	□	□
2.	Rasa tidak nyaman pada jantung (detak jantung yan tidak biasa, jantung berdebar)	.....□	□	□	□	□
3.	Masalah tidur (susah tidur, susah untuk tidur nyenyak, bangun terlalu pagi)	.....□	□	□	□	□
4.	Perasaan tertekan (merasa tertekan, sedih, mudah menangis, tidak bergairah/lesu, mood yang berubah-ubah)...	.....□	□	□	□	□
5.	Mudah marah (merasa gugup, rasa marah, agresif)	.....□	□	□	□	□

6.	Rasa resah (rasa gelisah, rasa panik)	.....□	□	□	□	□
7.	Saúde física e mental (mencionar o tipo de vida em comum, ter um dia de vida curto, mencionar os centros de saúde, ter uma vida agitada)	.....□	□	□	□	□
8.	Masalah-masalah seksual (perubahan dalam gairah seksual, aktifitas seksual dan kepuasan seksual)	.....□	□	□	□	□
9.	Masalah-masalah pada kandung dan saluran kemih (sulit buang air kecil, sering buang air kecil, buang air kecil yang tidak terkontrol)	.....□	□	□	□	□
10.	Kekeringan pada vagina (rasa kering atau terbakar, pada vagina, kesulitan dalam berhubungan intim)	.....□	□	□	□	□
11.	Rasa tidak nyaman pada persendian dan otot (sakit pada persendian, kelhan rematik)	.....□	□	□	□	□

Figura 5 . Escala de avaliação da menopausa[7]

Legenda: [7]

As pontuações para o nível/grau de gravidade da queixa com base nas subescalas são as seguintes

- Pontuação total 22 - Nenhum, um pouco: 0-4; ligeiro: 5-8; moderado: 9-16; grave: 17+

Capítulo 3

GESTÃO GERAL DAS MULHERES NA MENOPAUSA E PAPEL DA TESTOSTERONA NA MENOPAUSA

3.1. Tratamento geral de mulheres na menopausa

Há décadas que a terapia hormonal é utilizada sobretudo para o tratamento dos sintomas da menopausa. O estrogénio tem sido utilizado como terapia hormonal para a menopausa em mulheres cujo útero foi removido. A progestina, uma forma sintética de estrogénio-progesterona, combinada com o estrogénio na terapia hormonal da menopausa em mulheres que ainda têm o útero. A progestina pára o crescimento de células no revestimento do útero. A continuação do crescimento destas células pode levar ao cancro do colo do útero.[20]

A Iniciativa para a Saúde da Mulher (WHI), um programa de investigação de 15 anos lançado em 1991, foi concebido para resolver as causas mais comuns de morte, incapacidade e má qualidade de vida nas mulheres pós-menopáusicas. O programa de investigação testou a eficácia da terapia de substituição hormonal nas mulheres, que na altura foi considerada uma intervenção promissora. Os resultados de dois ensaios clínicos WHI foram verificados:[20]

- A utilização de estrogénio e progestina em mulheres com útero
- A utilização de estrogénios apenas em mulheres sem útero.

A TRH (combinação de estrogénio-progesterona para as mulheres com útero intacto e estrogénio para as que foram submetidas a histerectomia) é muito eficaz, reduzindo os afrontamentos e outros sintomas da menopausa em 80% a 90% do período de referência. Mas a Iniciativa para a Saúde da Mulher, amplamente divulgada, revelou um risco acrescido de cancro da mama, doença coronária, acidente vascular cerebral e tromboembolismo venoso nas mulheres que tomam estrogénio e progesterona, encorajando as doentes a interromper a TRH ou a recusar iniciá-la. No entanto, os relatórios iniciais da última década e uma análise mais aprofundada e estudos adicionais concluíram que, para algumas mulheres e em determinadas circunstâncias, a TRH pode, de facto, ser segura e eficaz.[21]

A idade e a altura da menopausa são critérios fundamentais. Para as mulheres com menos de 60 anos de idade e com menos de 10 anos após o início da menopausa, a TRH parece ser um tratamento seguro a curto prazo. Embora o risco seja provavelmente mais significativo após 10 anos de utilização, os médicos devem tentar limitar a TRH sempre que possível.[21]

As mulheres com mais de 60 anos e as que apresentam um risco elevado de doença cardiovascular ou cancro da mama, ou ambos, não devem tomar TRH. Quando se prescreve a TRH a doentes sem contra-indicações, há coisas que se podem fazer para minimizar o risco:[21]

- Limitar a duração da TRH para encurtar o tratamento necessário.
- Utilizar o sistema de administração transdérmica. Em comparação com a administração oral, os adesivos parecem reduzir o risco de tromboembolismo
- Recorra a regimes de baixa dose de TRH. As doses baixas podem reduzir o risco de doenças cardiovasculares, mas normalmente demoram mais tempo a aliviar os sintomas, 8 a 12 semanas contra 4 semanas para as mulheres na dose padrão. Um regime de dose baixa é muito importante para as mulheres obesas. Uma vez que os níveis séricos de estradiol são mais elevados nesta população de doentes, estas necessitam de uma menor quantidade de estrogénio e progesterona para atingir a cura dos sintomas.
- Diminuir lentamente ao longo de 6 a 12 meses, o que pode minimizar a gravidade e a frequência dos afrontamentos.

Compostos hormonais. Algumas mulheres preferem uma hormona, com base nos resultados de análises de sangue ou saliva individuais, na esperança de evitar os riscos associados à TRH. Embora o composto seja geralmente comercializado como mais seguro e mais eficaz na redução dos sintomas da menopausa, no entanto, há provas limitadas do seu sucesso. Para além disso, a falta de normalização faz com que haja variações na formulação e na dosagem de um produto para outro, levantando questões sobre a segurança dos compostos hormonais.[21]

Verificou-se que tanto os inibidores selectivos da recaptação da serotonina (SSRI) como os inibidores da recaptação da serotonina-norepinefrina (SNRI), que têm como alvo o neurotransmissor envolvido no centro termorregulador hipotalâmico, reduzem a gravidade e a frequência dos afrontamentos. As mulheres que sofrem de afrontamentos têm um risco duas vezes maior de sofrer de depressão, e a terapêutica antidepressiva pode ajudar a aliviar as perturbações do humor, para além de proporcionar alívio dos sintomas vasomotores, mesmo em mulheres que não preenchem os critérios para depressão clínica.

A venlafaxina, a desvenlafaxina e a paroxetina demonstraram aliviar os melhores sintomas vasomotores, com uma redução dos sintomas de 67% vs 15% com placebo. É importante notar, no entanto, que os estudos com cada agente têm critérios de inclusão diferentes e significados de aleatorização diferentes.[21]

Alguns anti-hipertensores (clonidina e metildopa) e o antiepilético gabapentina podem reduzir os afrontamentos, mas não constituem o tratamento ideal. A clonidina demonstrou ser eficaz, tanto na forma oral como transdérmica, mas estes fármacos estão associados a hipotensão, entre outros efeitos adversos A metildopa não foi bem estudada e não é vista como um agente de primeira linha e, embora a gabapentina em doses > 900 mg/dia reduza a frequência dos afrontamentos, muitas mulheres não conseguem tolerar as náuseas, dores de cabeça, tonturas, confusão são comuns, entre outros efeitos adversos.[21]

Alguns estudos concluíram que actividades específicas, como a estimulação respiratória e o ioga, aumentam os afrontamentos, mas são necessários estudos de maior dimensão para clarificar o seu grande efeito. As intervenções no estilo de vida, como limitar o consumo de álcool, reduzir a ingestão de alimentos picantes, evitar bebidas quentes e eliminar a cafeína, também podem reduzir os afrontamentos.[21]

3.2. O papel da testosterona na menopausa

A testosterona é um dos tipos de hormonas esteróides. É a principal hormona androgénica produzida pelas células intersticiais (Leydig) em resposta à estimulação da LH da hipófise anterior. Os androgénios são hormonas esteróides com 19 átomos de C. Esta hormona tem um peso molecular de 288,41 Dalton e é dominante nos homens (Koolman, 2005. Murray, 2003).

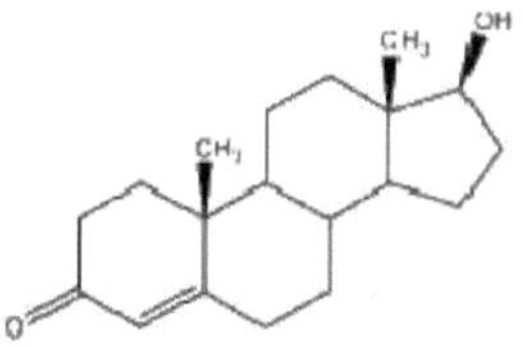

Figura 6 Estrutura química da testosterona[22]

Os androgénios e as hormonas sexuais são produzidos pelos ovários e pelas glândulas supra-renais nas mulheres e pelos testículos nos homens. As principais hormonas androgénicas nas mulheres são os androgénios supra-renais e a testosterona. Nas mulheres, 50% da testosterona é produzida pelos ovários e as glândulas supra-renais são libertadas diretamente no sangue.[23]

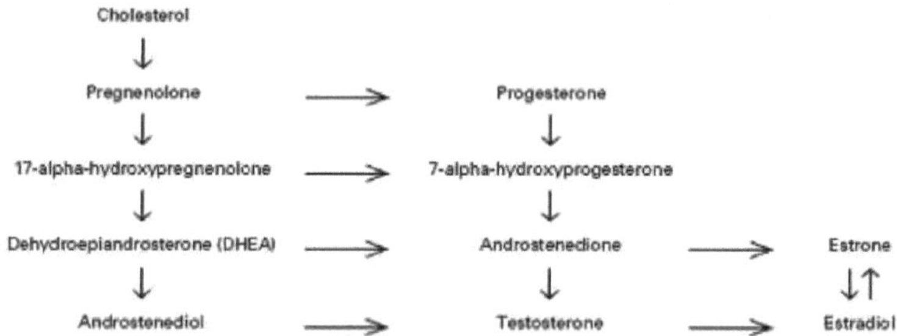

Figura 7 Síntese da testosterona[23]

A produção de testosterona nas mulheres provém de três fontes: os ovários, as glândulas supra-renais e as alterações na circulação periférica de androgénios. Os níveis de testosterona diminuem com o envelhecimento. Esta diminuição está relacionada com uma combinação de factores: a produção de androgénios a partir das glândulas supra-renais diminui progressivamente com o envelhecimento, embora a produção de testosterona a partir do ovário esteja normalmente intacta após a menopausa, a secreção suprarrenal contra a androstenediona diminuiu cerca de 50%. A diminuição da androstenediona provoca uma diminuição significativa da testosterona nas alterações periféricas da menopausa atual.[24]

As células que produzem as hormonas esteróides nos ovários não armazenam esteróides, mas produzem estas hormonas devido ao efeito da LH e da FSH durante o ciclo menstrual normal. O processo passo a passo e as enzimas envolvidas na síntese das hormonas esteróides, bem como as semelhanças encontradas nos ovários, nas supra-renais e nos testículos. No entanto, as enzimas especiais necessárias para catalisar passos específicos divididos separadamente e provavelmente não muitos ou mesmo não presentes em todos os tipos de células. Durante o processo de desenvolvimento dos folículos ováricos, a síntese de estrogénio do colesterol requer uma forte integração entre as células theca e as células da granulosa, sendo por vezes referida como a esteroidogénese de duas células (Fig. 2.7). O recetor de FSH está confinado às células da granulosa, ao passo que o recetor de LH está limitado às células da teca até à fase final do desenvolvimento folicular, embora mais tarde também se encontre nas células da granulosa. As células Theca localizadas em redor do folículo têm uma elevada vascularização e utilizam o colesterol, especialmente o derivado das lipoproteínas circulantes, como ponto de partida inicial para a síntese de androstenediona e testosterona sob a influência da LH. A androstenediona e a testosterona deslocam-se através da lâmina basal para as células da granulosa, que não recebem um fornecimento direto de sangue. As células da granulosa murais são muito ricas em aromatase e, sob a influência da FSH, produzem estradiol, que é o principal esteroide segregado durante a fase folicular do ovário e é o estrogénio mais potente. A androstenediona produzida pelas células theca e a testosterona são também segregadas nas células do sangue periférico, podendo depois ser convertidas em dihidrotestosterona na pele e em estrogénios no tecido adiposo. As células intersticiais do hilo do ovário são funcionalmente semelhantes às células de Leydig e também são capazes de segregar androgénios.

Os dados biológicos apoiam os importantes efeitos fisiológicos da testosterona nas mulheres. A testosterona actua diretamente através dos receptores de androgénio em todo o corpo, incluindo nas áreas do cérebro, particularmente no hipotálamo e na amígdala; e no lado periférico, incluindo osso, mama, pele, músculo esquelético, tecido adiposo, vascular e genital. Os efeitos mediados pela aromatização da testosterona em estrogénio, uma vez que a hormona androgénio é um precursor essencial para a biossíntese do estrogénio no tecido ovariano e estragonado.

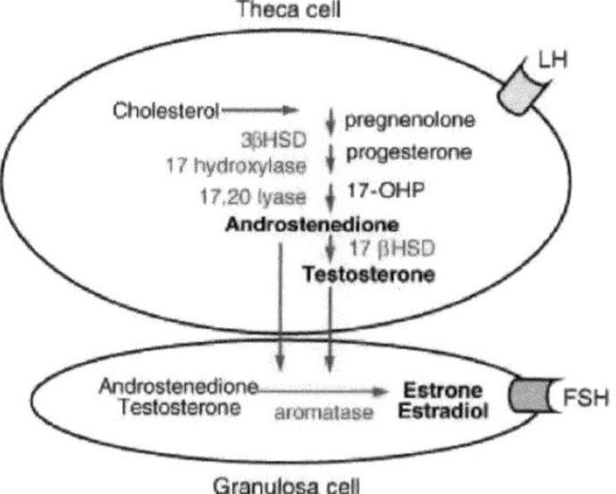

Figura 8 O mecanismo do *modelo de duas células para a esteroidogénese*[12]

O desequilíbrio da biossíntese ou do metabolismo dos androgénios nas mulheres pode ter um efeito desagradável em todo o sistema. A testosterona e o estrogénio podem afetar a excitação sexual, a densidade mineral óssea, a massa muscular, a distribuição do tecido adiposo, a energia e a capacidade de viver da fisiologia.[26]

Nas mulheres jovens, a testosterona é produzida pelos ovários juntamente com o estrogénio e a progesterona. A testosterona também é produzida por outros tecidos, como a pele e a gordura corporal, através da conversão de uma hormona produzida pela glândula suprarrenal chamada dehidroepiandrosterona (DHEA) e sulfato de DHEA (DHEAS) e androstenediona do ovário.[23]

Os ovários produzem estrogénio através da conversão da testosterona em estrogénio. Após a menopausa, quando os ovários não são capazes de fazer o seu trabalho, o tecido adiposo das mulheres torna-se a principal fonte de estrogénio que é produzido pela conversão de androgénios supra-renais em estrogénios no tecido adiposo. A testosterona e outras hormonas relacionadas no corpo (DHEA/DHEAS) são importantes para a fisiologia feminina.[23]

O estrogénio é feito de testosterona e de outras hormonas supra-renais que o seu corpo não é capaz de produzir. Por isso, a testosterona é importante para fornecer a estrutura básica para a produção de estrogénio. A testosterona tem um efeito direto nos receptores de androgénios livres em várias partes do corpo, e algumas mulheres podem sentir uma variedade de sintomas associados à ação da testosterona.[23]

Existe pouca testosterona livre na circulação sanguínea. Cerca de 60 % da testosterona liga-se à proteína conhecida como globulina de ligação às hormonas sexuais (SHBG) e 33 % liga-se à proteína do sangue chamada albumina. Por conseguinte, apenas 1-2 % da testosterona na circulação sanguínea em mulheres jovens se encontra ligada ao sangue ou livre no sangue.[23]

Esta via é importante para conhecer as vantagens e desvantagens da testosterona no sangue:[23]

1. A SHBG baixa indica que há mais testosterona em circulação, pelo que as mulheres com SHBG baixa têm um aspeto mais masculino, com cabelo espesso ou acne.
2. A SHBG aumentou a testosterona livre, sinalizando menos. A terapia com estrogénios, quer como contraceptivos orais quer como terapia hormonal, aumenta a SHBG, causando uma diminuição da testosterona livre e pode causar uma diminuição do desejo sexual e da libido como efeito secundário.

O envelhecimento afecta a produção de androgénios na mulher através de dois mecanismos diferentes:[23]

1. O aumento da idade e das glândulas supra-renais provoca um declínio do DHEA e do DHEAS, progressivamente importante como fonte de estrogénio e testosterona nas mulheres.
2. Os níveis de testosterona diminuem com o aumento da idade, associado à redução da produção ovárica e da função suprarrenal. A queda do valor da testosterona é lenta antes da menopausa; e os níveis de testosterona não se alteram durante a menopausa.

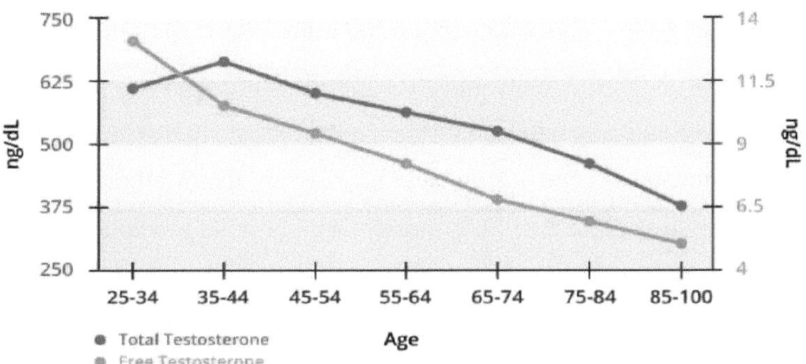

Figura 9 Diminuição dos níveis de testosterona com a idade[25]

A testosterona total foi medida diretamente, método de radioimunoensaio clinicamente útil na população estudada de baixa testosterona nas mulheres. A testosterona livre é calculada utilizando a equação de Sodergard. Foi demonstrado que as estimativas da testosterona livre têm uma forte correlação com o equilíbrio da diálise, que é geralmente um método exato de medição da testosterona livre. Os resultados mostraram uma diminuição da testosterona total e livre, da dehidroepiandrosterona (DHEAS) e da androstenediona com a idade, a partir de meados dos 30 anos.[26]

A testosterona pode funcionar com muitas vias diferentes na rede, mas é uma área que requer mais investigação. A principal ação da testosterona parece ser diretamente através do recetor de androgénio (AR). No entanto, a testosterona é um precursor importante para a produção de estradiol no tecido alvo. Assim, a ação da testosterona pode resultar em alterações no estradiol e no genoma através do recetor de estrogénio (ER) beta e alfa, ou não no genoma através de mecanismos estrogénicos. Grohe et.al. relataram uma experiência elegante que mostra a biossíntese de estrogénio a partir da testosterona em miócitos cardíacos e a ativação de ER alfa e beta e de alvos genéticos a jusante.[27]

Os dados biológicos apoiam os importantes efeitos fisiológicos da testosterona nas mulheres. A testosterona actua diretamente através dos receptores de androgénios em todo o corpo, incluindo em áreas como o cérebro, particularmente o hipotálamo e a amígdala; e em locais periféricos, incluindo osso, mama, pele, músculo esquelético e tecidos adiposos, vasculares e genitais.[28]

9.3. Utilização de testosterona na terapia hormonal da menopausa

Embora as mulheres na menopausa pós-operatória possam ser o grupo mais suscetível de beneficiar da terapia com testosterona, as mulheres com menopausa natural são igualmente susceptíveis de beneficiar. As mulheres que sofrem de falência ovárica prematura, especialmente após quimioterapia ou radioterapia, também devem ser consideradas para a terapêutica com testosterona.[29]

A análise dos factores físicos, psicológicos, culturais e sexuais afectam o bem-estar e a função sexual. Por conseguinte, as mulheres que apresentam uma diminuição do interesse sexual, com ou sem interrupção da resposta sexual, devem ser avaliadas quanto à sua saúde psicológica, física e social em geral. O stress, a fadiga, os problemas de relacionamento, a depressão e os efeitos secundários comuns do tratamento contribuem para uma diminuição do interesse sexual. As condições médicas que podem causar fadiga e baixo bem-estar, como a deficiência de ferro e o hipotiroidismo, devem ser eliminadas. Embora a presença de factores e condições não deva excluir as mulheres do tratamento com testosterona, estes devem ser geridos em simultâneo.[29]

As hormonas sexuais exercem efeitos organizacionais e activacionais, que são relevantes para a função sexual, e as suas acções são mediadas por vias não genómicas, bem como por vias genómicas diretas e indirectas. Dados de investigação sugerem que as hormonas sexuais (estrogénio, androgénios e até progesterona) preparam o cérebro para responder seletivamente a incentivos sexuais, induzindo um estado neuroquímico favorável à resposta sexual. Quando ocorre um desequilíbrio entre o sistema dopaminérgico, que aumenta o desejo e a excitação sexual, e o sistema da norepinefrina, que afecta a excitação e o orgasmo, as mulheres podem sentir-se incapazes de iniciar o ciclo de resposta sexual. Além disso, um sistema serotoninérgico hiperativo pode diminuir o desejo e atrasar o orgasmo. Variáveis situacionais, como o stress e a fadiga, e/ou compostos farmacológicos (i.e. inibidores selectivos da recaptação da serotonina [SSRIs]) podem ativar tonicamente os mecanismos inibitórios endógenos. Em alternativa, algumas condições metabólicas e/ou hormonais (por exemplo, a menopausa) podem anular endogenamente os mecanismos de excitação sexual. O equilíbrio líquido entre os factores estimulantes e inibitórios permite a capacidade de sentir desejo sexual. Foi postulado que outros mediadores desempenham um papel fundamental na sexualidade das mulheres, incluindo a oxitocina, as melanocortinas, os sistemas opióide e endocanabinóide.[30]

Existem várias formas de os androgénios atingirem as regiões cerebrais (hipotalâmicas, límbicas e corticais) envolvidas na função e no comportamento sexual. A T, diretamente ou através da aromatização em E2, contribui para o início da atividade sexual e para a autorização do comportamento sexual em várias áreas do cérebro.[34] Foi descrita uma outra ação não genómica dos metabolitos da T na recetividade sexual ao nível do hipotálamo. Por outro lado, o cérebro é um órgão esteroidogénico e é capaz de produzir, a partir de precursores e/ou *de novo,* os seus próprios neuroesteróides relevantes para as vias sexuais. O conceito de intracrinologia tem de ser tido em conta porque esta produção local parece ser mais crítica para o desejo e a função sexual das mulheres do que os androgénios periféricos. De facto, os níveis circulantes de hormonas sexuais podem não refletir a atividade biológica nos tecidos-alvo e outros metabolitos, quer no interior das células quer libertados no plasma, podem ser ainda mais importantes para impulsionar o interesse sexual.[16] Por último, convém recordar que cada mulher possui o seu próprio limiar de resposta dos tecidos às variações hormonais, em função de vários factores, desde a predisposição genética e a idade até ao estilo de vida e às experiências pessoais, e que pode ser observada uma vasta gama de respostas individuais a nível físico e comportamental em condições basais e após manipulações hormonais.[30]

As necessidades de testosterona aprovadas formuladas para as mulheres são claras. As mulheres na América estão à procura de terapia com testosterona, e os ginecologistas apoiam-nas com uma boa receita de creme de testosterona e trociscos de testosterona ou produtos que fornecem a dosagem certa para a substituição da testosterona masculina.[29]

Tanto o undecanoato de testosterona oral como a metiltestosterona podem ser administrados a mulheres, porque podem afetar os níveis de lípidos e o undecanoato de testosterona pode causar resistência à insulina. Os dados disponíveis indicam que o mais fisiológico é a testosterona parentérica, especialmente com formulações transdérmicas.[29]

Há décadas que os médicos dão testosterona às mulheres. As mulheres tratadas com testosterona registaram melhorias nos sintomas e melhoraram o bem-estar sexual comum se quiserem continuar a terapia. Ensaios aleatórios controlados demonstraram a eficácia da terapêutica com testosterona em comparação com placebo para vários parâmetros da função sexual. Outros efeitos da terapêutica com testosterona podem ser benéficos, tais como a redução do risco de fracturas e um efeito benéfico na função cognitiva e na função cardiovascular, requerem uma investigação mais aprofundada.[29]

Ao considerar o início do tratamento com testosterona, apenas deve ser prescrita a dose correta para as mulheres. As mulheres devem ser plenamente informadas de que, embora os resultados combinados dos ensaios aleatórios de testosterona realizados até à data não tenham demonstrado um aumento do risco de cancro da mama ou de doenças cardiovasculares, ainda não estão disponíveis provas sobre a segurança da administração de testosterona a longo prazo.[29]

A metiltestosterona, testosterona sintética, combinada com éster de estrogénio, é autorizada pela FDA para utilização em mulheres. Este produto é comercialmente conhecido como Estraest (Abbot Laboraories) e Estratest HS (Abbott Laboratories), embora apenas uma versão genérica esteja disponível neste momento. A testosterona bioidêntica não é permitida pela FDA para uso em mulheres.[5,32]

A utilização de testosterona nas mulheres é mais frequentemente considerada nas mulheres pós-menopáusicas, enquanto as mulheres têm sintomas como uma sensação reduzida de conforto, baixa libido, fadiga inexplicável, diminuição da força muscular e alterações na cognição ou na memória, tudo isto denominado "insuficiência androgénica feminina". Vários estudos demonstraram que a insuficiência de testosterona resulta numa baixa estimulação sexual das mulheres. Oferecem efeitos positivos, incluindo a melhoria da função sexual, do humor, da densidade muscular e de um corpo magro. Embora os dados sejam limitados, a adição de testosterona ao estrogénio em mulheres pós-menopáusicas teve um efeito positivo na excitação sexual. Os dados são inadequados para reforçar a utilização da testosterona para melhorar os sintomas da menopausa, a sensação de conforto, a segurança óssea ou a cognição.[32]

Os efeitos a longo prazo sobre a mama são desconhecidos. Ainda não foram efectuados estudos epidemiológicos da testosterona exógena sobre as doenças cardiovasculares nas mulheres. Não foi registada qualquer relação entre a testosterona exógena e a hipertensão, a reatividade vascular arterial, a viscosidade do sangue ou a hipercoagulabilidade. Os riscos potenciais da testosterona incluem acne, excesso de cabelo e de rosto (4% a 6%), voz grave, aumento de peso, instabilidade emocional e alteração do perfil lipídico. Além disso, a metiltestosterona oral pode diminuir o colesterol de lipoproteína de alta densidade, aumentando o valor do hematócrito, causando anormalidades nos testes de função hepática, e pode causar toxicidade em 3 de 100.000 pessoas por ano.

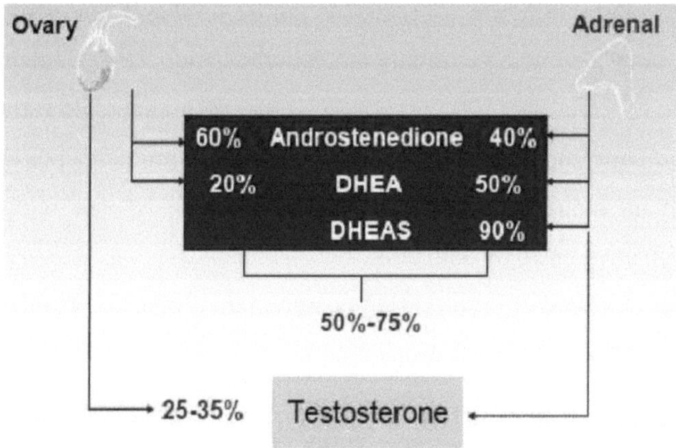

Figura 10 Produção de androgénios em mulheres na pré-menopausa.[33]

A terapia com testosterona em mulheres requer uma análise cuidadosa e individualizada. A terapêutica com testosterona pode ser considerada para mulheres com estrogénio devido à falta de dados para a utilização de testosterona em mulheres pós-menopáusicas que não recebem uma terapêutica com estrogénio. A decisão de utilizar a testosterona, adicionando uma preparação adicional, é muitas vezes conduzida para escolher a metiltestosterona, uma vez que aumentará o risco de hepatotoxicidade e os efeitos lipídicos não são agradáveis.[32]

Uma investigação preliminar revela efeitos positivos dos implantes de testosterona sobre a terapia de substituição de estrogénio em mulheres pós-menopáusicas que perderam a libido. Studd et al mostraram que 136 de 300 mulheres (43,5%) vieram à clínica queixando-se de perda de libido, um dos três principais problemas. As mulheres têm uma perda persistente da libido, mesmo que tenham sido administrados estrogénios orais (estrogénios equinos conjugados 1,25 mg/dia), que são tratados com impan hormonal (50 mg de estradiol e 100 mg de testosterona) durante 3 meses. A melhoria da libido ocorreu em 80% das mulheres, com relatos de que a resposta sexual é melhor ou igual ao tempo antes da menopausa.[2]

Cardozo et al. (Al-Azzawi, et.al 2009) descrevem os efeitos dos implantes hormonais por via subcutânea na pré e pós-menopausa em 120 mulheres que chegaram à clínica da menopausa. Um total de 67 mulheres na pós-menopausa receberam 286 implantes (50 mg de estradiol e 100 mg de testosterona a cada 4-12 meses) durante 4 anos. A cura da perda da libido foi registada em 67 mulheres que perderam a libido imediatamente antes do início do tratamento. Noutro estudo, Dow e colegas, avaliaram os implantes de testosterona (100 mg) com a terapia de implante de estradiol (50 mg) em comparação com implantes de estradiol isolados em mulheres pós-menopáusicas que experimentam uma diminuição do interesse sexual. Não se registou qualquer diferença significativa entre os dois grupos. [2]

Burger et al. (Sood R, et al, 2011) compararam a eficácia de uma combinação de implantes de 100 mg de testosterona e 40 mg de estradiol com uma única dose de 40 mg de estradiol em mulheres pós-menopáusicas (espontaneamente ou devido a cirurgia) que apresentam uma diminuição da libido durante a utilização de progesterona e estrogénio. Às 6 semanas, registou-se uma melhoria da libido e do prazer sexual nas mulheres tratadas com testosterona, e a melhoria manteve-se até às 18 semanas.[32,34]

Na Indonésia, a gestão da insuficiência de testosterona em mulheres na menopausa pode ser vista no gráfico abaixo, onde se divide em primeiro nível de gestão e, se falhar, tem de ser encaminhada para o segundo nível de gestão, que é normalmente efectuado por um ginecologista.

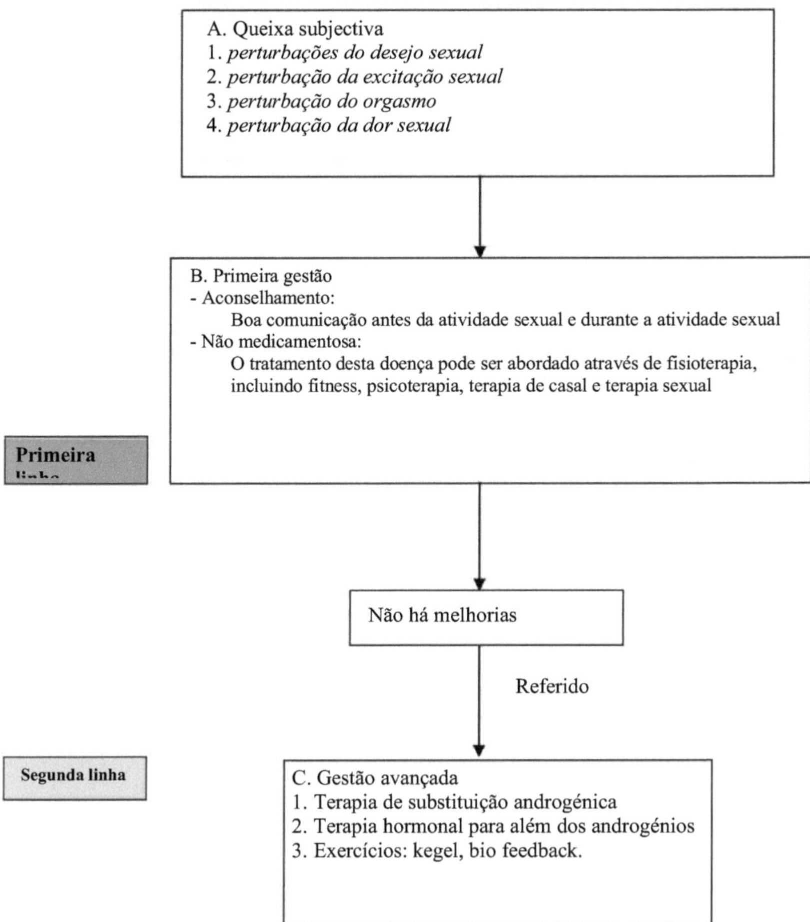

Figura 11 Gráfico de gestão da insuficiência de testosterona em mulheres na menopausa na Indonésia[21]

Enquanto Bachmann et al criaram um algoritmo para nos ajudar a gerir a disfunção sexual causada pela insuficiência de testosterona, como se pode ver na figura abaixo[35]

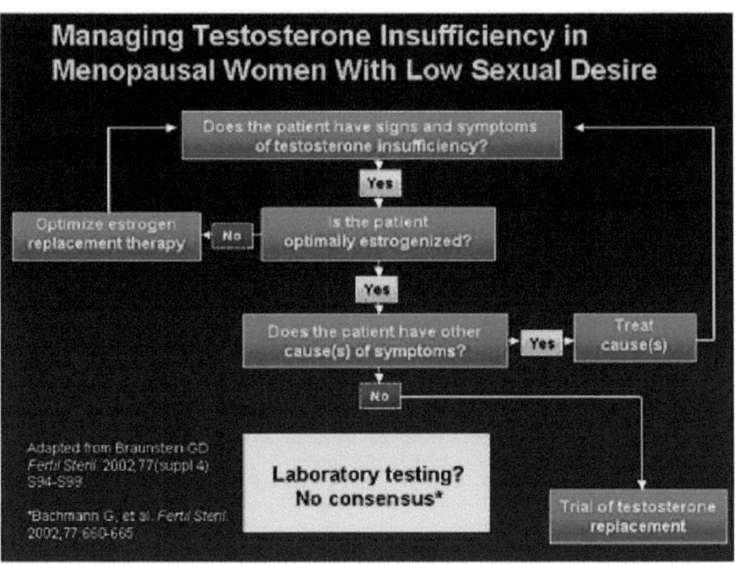

Figura 12 Gestão da insuficiência de testosterona em mulheres na menopausa com baixo desejo sexual[35]

Os androgénios desempenham um papel importante no desejo sexual, na excitação, no orgasmo e na satisfação, interagindo com receptores no hipotálamo, juntamente com a via dopaminérgica, serotoninérgica e opiárgica, e com os receptores genitais. A combinação de androgénios e estrogénios parece aumentar a função sexual da mulher, como comprovam os estudos realizados em doentes com estrogénios apenas, quando se adiciona testosterona.[5]

Sherwin et al. (Graziottin A, Serafini A. 2011) mostraram que as mulheres que receberam a terapia combinada de estrogénio/testosterona experimentaram um maior aumento da excitação sexual em comparação com as que receberam apenas estrogénio. Sarrel et al. indicam que o estrogénio apenas não é suficiente para resolver todos os aspectos da função sexual. A adição de metiltestosterona ao estrogénio produz uma melhoria significativa da sensação, do desejo e da frequência da atividade sexual. Somboonporn et.al. está a rever a literatura disponível sobre este assunto e a avaliar ensaios que envolvem 1.957 pacientes. As estimativas recolhidas no estudo mostraram que a adição de testosterona ao tratamento hormonal (TH) melhora a pontuação da função sexual das mulheres na menopausa. O autor desta revisão concluiu que a combinação de androgénios com estrogénios tem benefícios em termos de função sexual. Contudo, o estudo analisa a meta-análise utilizando diferentes regimes de testosterona, o que torna difícil estimar o efeito da testosterona na função sexual em associação com a TH.[5]

Um estudo aleatório, duplamente cego e controlado realizado por Kocoskda não demonstrou qualquer efeito significativo do tratamento com testosterona ou estrogénio durante quatro semanas na memória verbal, fluência verbal ou capacidades espaciais em mulheres pós-menopáusicas naturais e saudáveis. HT, de modo que níveis séricos semelhantes de hormonas sexuais, como neste estudo, sugerindo efeitos clínicos importantes. O estrogénio é o tratamento mais eficaz para o alívio dos sintomas da menopausa, tais como rubor, sudação e perturbações do sono. O estrogénio é também utilizado para a prevenção da osteoporose e para o tratamento da secura vaginal e da dispareunia. Está provado que a terapia com testosterona melhora o funcionamento psicossexual e o bem-estar das mulheres pós-menopáusicas que sofrem de perturbações do desejo sexual. No entanto, não foi possível comprovar que as hormonas sexuais afectam o desempenho cognitivo. Num estudo realizado em mulheres com hipopituitarismo e deficiência de androgénio, não se encontrou o efeito da testosterona no tratamento da função cognitiva.[21]

Um certo número de estudos examinou igualmente os efeitos do tratamento com testosterona sobre as variáveis psicológicas em mulheres na pós-menopausa cirúrgica ou natural. Vários estudos avaliaram a eficácia do tratamento com testosterona utilizando parâmetros como o humor, o bem-estar e a vitalidade. A melhoria destes parâmetros foi registada em vários estudos após a utilização de testosterona.[5]

Os resultados de um estudo de ensaio aleatório controlado concluíram que a terapia com testosterona tem a vantagem adicional para as mulheres pós-menopáusicas quando comparada com a utilização de uma única terapia hormonal.
Vantagens das alterações, incluindo efeitos na função sexual, humor, densidade óssea e aumento da massa corporal. Com base em dados clínicos, o risco potencial de efeitos secundários da testosterona, incluindo acne, crescimento de pêlos faciais e corporais,

voz grave, aumento de peso, alterações emocionais e efeitos adversos no perfil lipídico. Diminuição da lipoproteína de alta densidade colesterol (HDL), aumento do hematócrito e testes de função hepática anormais relatados aumentaram em doses mais altas de metiltestosterona oral. A incidência de hepatite tóxica num estudo que incluiu 572 794 mulheres que foram expostas a derivados de estrogénio oral mais metiltestosterona é de 3 por 100.000 pessoas por ano. Os efeitos a longo prazo da testosterona sobre o cancro da mama e outros cancros, doenças cardiovasculares e acidentes vasculares cerebrais são desconhecidos. Uma vez que os androgénios se convertem em estrogénios in vivo, os efeitos potencialmente adversos dos estrogénios também afectam a terapêutica com androgénios, tais como os efeitos na mama e no endométrio .[24]

CONCLUSÃO

De acordo com a OMS, a menopausa é a cessação definitiva do ciclo menstrual para as mulheres que antes tinham menstruação mensalmente, causada pelo aumento do número de folículos que sofrem atresia até não restarem mais folículos e, nos últimos 12 meses, sofrem amenorreia que não foi causada por causas patológicas. Atualmente, as mulheres indonésias atingem a menopausa aproximadamente aos 50 anos. No entanto, algumas experimentam-na numa idade precoce ou tardia. A idade da menopausa é influenciada pela hereditariedade, pelo estado geral de saúde e pelo estilo de vida.

A análise dos factores físicos, psicológicos, culturais e sexuais afectam o bem-estar e a função sexual. Por conseguinte, as mulheres que apresentam uma diminuição do interesse sexual, com ou sem interrupção da resposta sexual, devem ser avaliadas quanto à sua saúde psicológica, física e social em geral. O stress, a fadiga, os problemas de relacionamento, a depressão e os efeitos secundários comuns do tratamento contribuem para uma diminuição do interesse sexual. Quando uma mulher entra na menopausa, podem surgir subitamente desconfortos físicos como rigidez e dor em todo o corpo. Esta rigidez é por vezes acompanhada de uma sensação de calor ou de frio, de tonturas, de dores de cabeça, de fadiga, de inquietação, de irritabilidade e de palpitações. Após a menopausa, as mulheres passam pelo período senil. Nessa altura, atingem um novo equilíbrio hormonal, pelo que deixam de existir perturbações vegetativas ou psicológicas.

A utilização de testosterona nas mulheres é mais frequentemente considerada nas mulheres pós-menopáusicas, enquanto as mulheres têm sintomas como uma sensação reduzida de conforto, baixa libido, fadiga inexplicável, diminuição da força muscular e alterações na cognição ou na memória, tudo isto denominado "insuficiência androgénica feminina".

Os resultados de um estudo de ensaio aleatório controlado concluíram que a terapêutica com testosterona tem a vantagem adicional para as mulheres pós-menopáusicas quando comparada com a utilização de uma única terapêutica hormonal. As vantagens das alterações incluem efeitos na função sexual, humor, densidade óssea e aumento da massa corporal.

AUTOR

Muhammad Fidel Ganis Siregar MD, Ph.D., nasceu em Medan, Indonésia, em 30 de maio de 1964. Concluiu a sua licenciatura em medicina em 1988, especialização em Obstetrícia e Ginecologia em 1997, mestrado em Medicina e doutoramento em Medicina em 2012 pela Faculdade de Medicina da Universitas Sumatera Utara, Medan, Indonésia. Certificado como Consultor em Imunoendocrinologia Reprodutiva e Medicina da Fertilidade pela Faculdade de Educação da Indonésia em Imunoendocrinologia Reprodutiva e Medicina da Fertilidade. É professor em programas de pós-graduação na Faculdade de Medicina, também para programas de especialistas em obstetrícia e ginecologia - programas de mestrado em ciências médicas e programas de doutoramento em medicina na Faculdade de Medicina, Faculdade de Enfermagem e Escola de Saúde Pública na Universitas Sumatera Utara, Medan, Indonésia. Na qualidade de Obstetra e Ginecologista, tem realizado muitas investigações no domínio da saúde reprodutiva, em especial no que se refere à saúde da mulher e à menopausa. Ganhou o título de melhor professor na Faculdade de Medicina e também na Universitas Sumatera Utara em 2013. Além disso, recebeu um prémio de viagem da Asia Pacific Menopause Federation numa reunião científica em Tóquio, em 2013. Em 2014, o Presidente da República da Indonésia, Susilo Bambang Yudhoyono, atribuiu-lhe o prémio Satya Lencana Karya Satya 20 Tahun, pelos 20 ou mais anos de serviço ao governo indonésio. Atualmente, é presidente da Sociedade Indonésia de Menopausa (PERMI) para a região de Medan, membro das áreas de divisão do serviço comunitário na Sociedade Indonésia de Fertilidade e Endocrinologia Reprodutiva (HIFERI), membro da Sociedade Indonésia de Obstetrícia e Ginecologia (POGI) e também membro da Associação Indonésia de Médicos (IDI) até à data.

REFERÊNCIAS

BlueCross BlueShield of North Carolina...Hormon Pellet Implantation ForHormonReplacementTherapyinWomen.2014.availablefromURL: https://www.bcbsnc.com/assets/services/public/pdfs/medicalpolicy/horm um implante de pellets para terapia de substituição hormonal em mulheres .pdf

2.Al-Azzawi,et.al.Therapeuticoptionsforpostmenopausalfemalesexual dysfunction. In: Climaceteric. Sociedade Internacional da Menopausa. 2009.p 1-18

Sociedade Australiana de Menopausa. Menopausa - Terapia combinada de substituição hormonal. Australasian Menopause Society Limited.2014.disponível em URL: https://www.menopause.org.au/for-women/information-sheets/23-menopause-combined-hormone replacement-therapy

Velarde, Michael C. Mitochondrial and Sex Steroid Hormon Crosstalk During Aging. In: Biomed Central. 2014. Disponível em URL: http://www.ncbi.nlm.nih.gov/pmc/articles/PMC3922316/

Graziottin A, Serafini A. Medical Treatment For Sexual Problems In Women.MulhallJ.P.(Ed.)IncrocciL.GoldsteinI.RosenR.(Ass.Eds), CancerandSexualHealth,HumanaPress,2011,p.627-641

Yasui T et al. Androgénio em mulheres na pós-menopausa. Departamento de Tecnologia Reprodutiva. Departamento de Obstetrícia e Ginecologia. Escola de Pós-Graduação da Universidade de Tokushima, Tokushima, Japão. The JournalofMedicalInvestigation.Vol592012

Anggraini R, Siregar MFG, Adenin I. Kadar Glutathion Peroksidase (Gpx)SebagaiPenandaDerajatKeparahanKeluhanMenopausePada Paramedis Wanita Menopause Di RSUP. H. Adam Malik Dan RS. Jejaring Medan. Universitas Sumatera Utara. Departament Obstetri dan Ginekologi Fakultas Kedokteran Universitas Sumatera Utara Medan, Indonésia, fevereiro de 2014

Ramadha D. Karakteristik Wanita Menopause Pada Wanita Perokok Di Kecamatan Tanjung Balai Utara Kota Tanjung Balai. Universitas Sumatera Utara. 2009.

Tambunan E. Gambaran Pengetahuan Dan Sikap Wanita Usia 40-50 Tahun Tentang Menopause Di Wilayah Kerja Puskesmas Sigumpar Kabupaten Toba Samosir Tahun 2010. Universitas Sumatera Utara.2010.

Morawati S. A utilização de ß-Cross-Links Telopeptide em mulheres na pós-menopausa com osteoporose e osteopenia. Departamento de Patologia Clínica da Universidade de Sumatra Utara. 2009

Harlow, Sioban D. Sumário Executivo do Workshop "As Fases do Envelhecimento Reprodutivo + 10": abordar a agenda inacabada do estadiamento do envelhecimento reprodutivo. In: Menopause: The Journal of The North American Menopause Society. 2012. Vol. 19. No. 4.p 1-9

Fauci AS, Kasper DL, Braunwald E, Hauser SL, Longo DL, Jameson JL, Loscalzo J : Harrison's Principles of Internal Medicine, 17th Edition : McGraw Hills, 2008

Hale, G.E. Hormonal changes and biomarkers in late reproductive age, menopausal transition and menopause in: Best Practice & Research Clinical Obstetrics and Gynaecology Vol. 23. 2009. p.7-23

Camélia V. Sindroma Pasca Menopausa. Fakultas Kedokteran USU. 2010.

Speroff. L, Fritz. M.A. Female Infertility.Clinical Gynecologic Endocrinology & Infertility, Lippincott Williams and Wilkins. 8ª Edição.2011.p.106-156

Universidade de Monash. Menopausa. 2010. disponível em URL: http://med.monash.edu.au/sphpm/womenshealth/docs/about-menopause.pdf

Mwampagatwa I, et.al. Morpho-physiological features associated with menopouse: recent knowledge and areas for future work. In: Jornal de Investigação em Saúde da Tanzânia. Jornal do Céu de Medicina e Ciências Médicas Vol. 2(8), 2014. pp. 058-066

Bentzen J.G., et.al. Maternal menopause as a predictor of anti- Mullerian hormon Level and antral follicle count in daughters during reproductive age. Oxford University Press em nome da Sociedade Europeia de Reprodução Humana e Embriologia. Vol.0, No.0 pp. 1-9, 2012

Reid, Robert. Managing Menopause. In: Jornal Obstetrícia Ginecologia Câncer Vol.36. 2014. S1-S80

Chelnokova, Anna. Menopausal Symptoms and Complementary Health Practise in: Instituto Nacional de Saúde. Centro Nacional de Medicina Complementar e Alternativa.2013. Disponível em URL: http://nccam.nih.gov/health/menopause/menopausesymptoms

Perkumpulan Menopause Indonesia. Tatalaksana Gangguan Seksual. Konsensus Pencegahan dan Tatalaksana Menopause dan Osteoporosis. Jakarta. 2011

Speroff, L., Glass, R.H., Kase, N.G., Clinical Gynecologic Endocrinology and Infertility, 7ª ed., Lippincott, Williams & Wilkins, 2004

Ambrose PJ. Consumo de drogas no desporto : A Veritable Area for Pharmacists. J Am Pharm Assoc. 2004;44(4)

Schwatz E, Holtorf K. Hormon Replacement Therapy in the Geriatric Patient (Terapia de Substituição Hormonal no Paciente Geriátrico): Atualidade das Evidências e Questões para o Futuro. Estrogénio, Progesterona, Testosterona e Hormona da Tiroide

Aumento na prática clínica geriátrica: Parte 1. Clin Geriatri Med 27. 2011. p.541-559

Vermeulen A. Diminuição dos androgénios com a idade: uma visão geral. In: Oddens B, Vermeulen A, editores. Androgens and the aging male. New York: The Parthenon Publishing Group; 1996. pp. 3-14.

Somboonporn W, Bell RJ, e Davis SR. Testosterona para mulheres na peri e pós-menopausa (revisão). Em: A Biblioteca Cochrane. 2010.

Grohe C, Kahlert S, Lobbert K, Vetter H. Expression of oestrogen recetor alpha and beta in rat heart: role of local oestrogen synthesis. J

Endocrinol. 1998 Feb;156(2):R1-7

Davis SR, McCloud P, Strauss BJ, Burger H. Testosterone enhances estradiol's effects on postmenopausal bone density and sexuality. Maturitas 1995;21(3):227-36.

Davis S, Davison S. Current perspectives on testosterone therapy for women in: Sociedade Americana de Medicina Reprodutiva: Menopausa Vol 20. 2012.p.S1-S4.

Nappi R et al. Menopausa e desejo sexual . O papel da testosterona. Menopause International. 2010.11: 16 : 162-168

Widjanarko B. Menopausa. Disponível em URL: Reproduksiumj.blogspot.com/2009_11_01_archive.html.

Sood R, et.al. Counseling Postmenopausal Women about Bioidentical Hormons: Ten Discussion Points for Practicing Physicians (Dez Pontos de Discussão para Médicos em Exercício). In: Jornal Am Board Family Medicine Vol.24. 2011.p.202-210.

Universidade de Monash. Androgénio nas mulheres. 2010. disponível em URL: http://med.monash.edu.au/sphpm/womenshealth/docs/androgens-in-women.pdf

Files J, Ko M, Pruthi S. Bioidentical Hormon Therapy. Mayo Clin Proc. Jul 2011; 86(7): 673-680.

Bachmann G, Bancroft J, Braunstein G, Burger H, Davis S, Dennerstein L, et al.Female androgen insufficiency: the Princeton consensus statement on definition, classification, and assessment. Fertility and Sterility 2002;77(4):660-5.

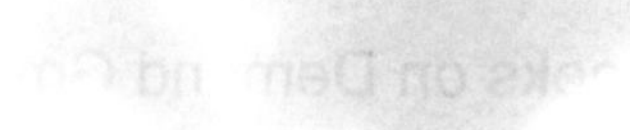

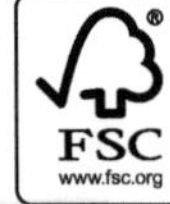

MIX
Papier aus verantwortungsvollen Quellen
Paper from responsible sources
FSC® C105338

Printed by Books on Demand GmbH, Norderstedt / Germany